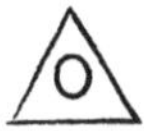

Die Malaria

Eine Einführung in ihre

Klinik, Parasitologie und Bekämpfung

von

Obermedizinalrat Prof. Dr. Bernhard Nocht
Direktor des Instituts für Schiffs- und Tropenkrankheiten
Generalarzt d. Seew. II Hamburg

und

Prof. Dr. Martin Mayer
Abteilungsvorsteher am Institut für Schiffs- und Tropenkrankheiten
Landsturmpfl. Arzt u. ord. Arzt am Res.-Lazarett V. Abt. Tropeninstitut, Hamburg

Mit 25 Textabbildungen und 3 lithographierten Tafeln

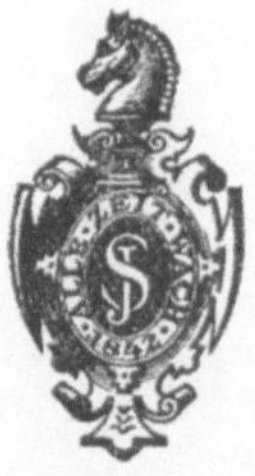

Springer-Verlag Berlin Heidelberg GmbH

1918

ISBN 978-3-662-42246-5   ISBN 978-3-662-42515-2 (eBook)
DOI 10.1007/978-3-662-42515-2

Ursprünglich erschienen bei Julius Springer in Berlin 1918.

Vorwort.

Im Hamburger Institut für Schiffs- und Tropenkrankheiten ist in den seit seinem Bestehen jährlich abgehaltenen Kursen für Tropenärzte auch die Malaria in mehreren Vorlesungen und eingehenden, praktischen Übungen behandelt worden. Da das Interesse für die Krankheit jetzt weitere ärztliche Kreise ergriffen hat, hielten wir es vielfach geäußerten Wünschen entsprechend für angezeigt, diese Vorträge in der Form, wie sie von uns mehrfach während des Krieges bei Kursen für Militärärzte gehalten wurden, zu veröffentlichen, zumal ein kurzgefaßtes neueres Lehrbuch zur Einführung in die Malaria fehlte. Die neueste Literatur ist trotz ihres Umfanges möglichst berücksichtigt worden; auf Literaturangaben haben wir im allgemeinen verzichtet und müssen auf die am Schlusse angeführten Werke verweisen.

Nocht.   Martin Mayer.

Hamburg, im August 1918.

Inhaltsverzeichnis.

Inhaltsverzeichnis.

V

A. Klinik und Pathologie.

Verbreitung und Bedeutung der Malaria.

Die Malaria gehört zu den auf der Erde am weitesten verbreiteten Krankheiten. Sie ist besonders in den wärmeren Ländern heimisch, aber nicht auf die Tropen und Subtropen beschränkt, sondern sie reicht weit bis in die gemäßigte Zone, besonders auf der nördlichen Halbkugel, hinein, ja stellenweise bis an die nördlichen Grenzen der gemäßigten Zone.

In Asien erstreckt sich ihr Gebiet in breitem Gürtel von Kleinasien durch ganz Zentralasien, Indien, Siam und Südchina bis zum fernsten Osten, auch über die Philippinen, die großen und kleinen Sundainseln.

In Nordamerika herrscht die Krankheit im größeren Teile der Vereinigten Staaten, in den mexikanischen Küstenstrichen, in Westindien auf den größeren Inseln. Auf dem Festlande Zentralamerikas finden wir sie nicht bloß an den niedrig gelegenen Küstenstrecken, sondern sie steigt in den feuchten fruchtbaren Tälern bis hoch in die Berge hinein. Sie hat dort im Verein mit dem Gelben Fieber dem Bau des Panamakanals die größten Schwierigkeiten bereitet, ja, sein Bau und seine Vollendung sind erst möglich geworden, nachdem die Krankheit durch die energischen planmäßigen, die Kosten nicht scheuenden Bekämpfungsmaßnahmen der Nordamerikaner auf ein auch für Weiße erträgliches Maß zurückgedämmt worden war. Durch den Erfolg dieser großzügigen, nach allen Richtungen wohlüberlegten Maßnahmen hat das Wort „Kolonisieren, Zivilisieren, heißt Sanieren“ in den Tropen seine erste und glänzendste Bestätigung gefunden.

In Südamerika ist die Malaria besonders an der Ostküste bis südlich von Rio de Janeiro und in den gewaltigen Ebenen der großen Flußgebiete des Orinoko und des Amazonenstromes bis an die Kette der Anden verbreitet. Der endgültige Aufschluß auch dieser ungeheuren Gebiete durch Eisenbahnen usw. geht, weil man als Vorbedingung dafür die Bekämpfung der gerade dort in einer recht hartnäckigen Form eingewurzelten Krankheit nicht vor allem anderen zielbewußt angegriffen hat, nur unter den größten Schwierigkeiten und riesigen Menschenverlusten, von denen auch viele dorthin gelockte deutsche Arbeiter betroffen wurden, vor sich. Der südlichste Teil und der westlich jenseits der Anden gelegene Teil des Kontinents ist ziemlich frei von der Krankheit.

In ganz Afrika mit Ausnahme des Kaplandes und der Wüste Sahara ist die Malaria die Hauptfeindin jeder Erschließung und Kolonisation des Landes. Wenn der Ausspruch eines alten deutschen Kulturpioniers: „Wo Afrika fruchtbar ist, da ist es ungesund, und wo es gesund ist, da ist es unfruchtbar" auch nicht in dem Umfange gilt, in dem er seinerzeit gemeint war, so wird er doch für weite Gebiete gerade dieses Kontinents seine Bedeutung so lange behalten, solange man nicht überall eingesehen hat, daß die erste Vorbedingung für das Gedeihen der Europäer in diesen Gegenden eine planmäßige, keine Kosten scheuende Bekämpfung der Malaria ist. Überall, wo man glaubt, für die Malaria nur Ärzte nötig zu haben, die die Kranken behandeln, denen man aber keine Gelegenheit und Mittel gibt, die Krankheit planmäßig und gründlich zu bekämpfen, zwingt die Malaria zu fortwährendem Wechsel unter höheren wie niederen Angestellten, und verhindert die Durchführung jedes länger ausschauenden Planes. Hier werden mangelnde Einsicht und starres Festhalten an dem kurzsichtigen Standpunkt, der die primäre Wichtigkeit der Hygiene gerade in den Tropen verkennt, schließlich kostspieliger, als wenn man von vornherein sich tüchtige Hygieniker zur Bekämpfung der Malaria geholt hätte.

Auch die Eingeborenen in den Tropen, insbesondere auch die Neger Afrikas, sind gegen die Krankheit nicht geschützt. Die große Kindersterblichkeit der Neger Afrikas wird zum wesentlichen Teil durch die Malaria bedingt. Im erwachsenen Alter allerdings verlieren die Malariaparasiten bei den Negern, die die Krankheit als Kinder durchgemacht haben, einen großen Teil ihrer Schädlichkeit. Die Leute bleiben indessen meist ihr ganzes Leben lang Parasitenträger, leiden aber wenig und jedenfalls lange nicht so viel darunter, wie chronisch infizierte Weiße. Ähnlich verhalten sich viele Stämme der Südseeinsulaner, während die hellere mongolische Rasse, z. B. die Chinesen, auch als Erwachsene fast ebenso von der Malaria mitgenommen werden wie die Europäer.

In Australien ist Malaria nur an der Nordküste in geringer Verbreitung und milder Form zu finden; auch auf vielen Südseeinseln herrscht sie.

Die Mittelmeerländer, namentlich die alten weiten Gebiete, in denen einstmals die griechische und römische Kultur blühte, leiden seit dem Ausgang des Altertums dauernd schwer unter der Geißel der Malaria. Es ist sehr wahrscheinlich, daß zum Verfall der antiken Kultur das damals beginnende schnellere Umsichgreifen der Krankheit ebenso wesentlich mit beigetragen hat, wie zum Untergang der aus dem Norden einströmenden jugendkräftigen Germanenscharen. In vielen Ruinen einst herrlicher Städte des Altertums sieht man jetzt nur die siechen, von Malaria ausgebleichten Gestalten einer spärlichen Hirten- und Bauernbevölkerung.

Der jetzige Weltkrieg hat auf seinen Schauplätzen in Rußland, Mazedonien, Griechenland und Kleinasien durch die Ansammlungen und Züge der Truppen die Krankheit vorläufig zu noch größerer Verbreitung gebracht und neue Herde, z. B. in Oasen der Wüste, wo man früher Malaria nicht kannte, gebildet. Auch aus Südeuropa wird von dem Auftreten der Tropikaform der Malaria in Gegenden, wo sie früher fehlte, berichtet.

In Italien, wo die Krankheit von Süden nach Norden zwar an Verbreitung abnimmt, aber auch in der tropischen Form bis weit in die südlichen Alpentäler hinein vorkommt, hatte sich schon lange vor dem Kriege, dank der unermüdlichen Tätigkeit Cellis unter weitgehender staatlicher Unterstützung eine Gesellschaft zur Bekämpfung der Malaria gebildet, die schon beträchtliche Erfolge aufzuweisen hatte. Ebenso war vor dem Kriege die Bekämpfung der Krankheit in Griechenland, Bulgarien und im österreichischen Dalmatien energisch in die Hand genommen worden. Überall hat aber wohl der Krieg diese Kulturarbeit in Unordnung gebracht oder ganz stillgelegt.

In Frankreich herrscht die Malaria an vielen Stellen in ziemlich milder Form. Belgien (Flandern) und Holland sind alte Malariagebiete. England war bis vor dem Kriege frei von Malaria. In Österreich herrscht sie u. a. in Galizien, Ungarn, Bosnien, Dalmatien z. T. in alten, fest gewurzelten Herden und in schwerer Form. Auch in den westlichen und südwestlichen Gebieten Rußlands und der Randländer bestehen zahlreiche endemische Malariaherde.

In Deutschland kam bis zum Kriege einheimische Malaria nur in wenigen kleinen Herden und meist in einer solch milden Form vor, daß die Ärzte von den Kranken oft gar nicht in Anspruch genommen wurden. Die Kranken behandelten ihre „Fieber" selbst mit Chininpräparaten, die sie sich ohne ärztliche Verordnung vom Apotheker holten. Die aus den Tropen zurück-

kehrenden malariakranken Deutschen ließen sich meist in den
Hafenstädten oder in einzelnen Großstädten von wenigen bekannten Tropenärzten behandeln.

Als Kriegskrankheit hatte die Malaria in unseren letzten
drei Kriegen vor dem Weltkriege keine Rolle gespielt.

So kam es, daß die Malaria, als sie in diesem Kriege auf den
östlichen und südöstlichen Kriegsschauplätzen in zahlreichen
Fällen auftrat und auch den Heimatslazaretten sehr viele Kranke
zuführte, den meisten deutschen Ärzten eine praktisch unbekannte
Krankheit war, von der man mindestens im Anfang meinte, daß
man es mit einem leichten und therapeutisch immer und endgültig dankbaren Leiden zu tun hätte. Diese Ansicht, die sich
in der Folge als irrig erwies, wurde noch bestärkt durch die im
Gegensatz zur Ätiologie meist stiefmütterliche Behandlung der
Klinik und Therapie der Malaria in unseren größeren klinischen
Lehrbüchern, in denen die ungeheure schon vor dem Kriege erwachsene Malarialiteratur darüber meist nur sehr wenig berücksichtigt ist. Im Kriege ist nun eine sehr umfangreiche neue Malarialiteratur entstanden, sie hat aber für den Kenner der älteren
Literatur nicht viel Neues gebracht — das gilt auch von der
Malarialiteratur auf der feindlichen Seite —. Eine bessere Kennt-
nis der älteren Literatur hätte die Veröffentlichung einer großen
Anzahl neuerer Arbeiten verhütet.

Noch während des Krieges sind hier und da in Deutschland
Malariafälle aufgetaucht, die auf Infektion in der Heimat an
Orten, wo die Krankheit früher nie beobachtet worden war,
zurückgeführt werden mußten. Nach dem Kriege werden mit
den Truppen, die im Osten und Südosten, zum Teil auch im
Westen (Belgien und Flandern) in Malariagebieten gefochten haben,
verhältnismäßig viele Malariakeimträger der Heimat zuströmen,
und es ist zu erwarten, daß hier und da noch öfter durch Einschleppung und Übertragung der Keime auf Einheimische neue Malariafälle in der Heimat entstehen werden. Sind doch die Vorbe-
dingungen dazu, die übertragenden Stechmücken (Anopheles) sehr
viel weiter in Deutschland verbreitet als bisher bekannt war. Aber
nur an wenigen Stellen in Deutschland dürften sie in solchen
Schwärmen vorhanden sein, daß wir das Entstehen größerer
dauerhafter endemischer Malariaherde zu fürchten hätten. Jedenfalls wird man das durch eine einigermaßen gründlich betriebene
Bekämpfung der Anophelesmücke in allen Gebieten, wo sie zahlreicher verbreitet ist, verhindern können. Auch macht es unser
kühles Klima unmöglich, daß sich bei uns Herde der bösartigen

tropischen Form der Malaria bilden können. Höchstens zu kleinen, vorübergehenden Ausbrüchen dieser Malariaform kann es bei uns kommen; Einzelfälle sind übrigens an verschiedenen Stellen schon beobachtet worden. Von der Tertianaform sind, wie oben erwähnt, schon eine größere Anzahl auf Einschleppung und Übertragung der Keime in der Heimat zurückzuführen und wir dürfen sicher noch auf mehr solcher Fälle rechnen. Aber neue Herde, die sich etwa zeigen sollten, werden leicht ausgerottet werden können, wenn man gleich energisch zugreift. Natürlich darf man auch keine Malariakrankenhäuser mitten in einem Anophelesgebiet einrichten.

In einigen Bundesstaaten ist jetzt schon die Anzeigepflicht für Malariaerkrankungen eingeführt worden. Wir halten dies für Fälle, bei denen die Infektion im Auslande erworben wurde, nicht für erforderlich und für schädlich, weil die an solche Anzeigen etwa geknüpften behördlichen Maßnahmen leicht zu unnötigen Belästigungen des Kranken und seiner Umgebung führen können und das kann leicht zur Folge haben, daß die Erkrankungen verheimlicht, namentlich die Rückfälle dem Arzt nicht mehr gemeldet und auch nicht ärztlich behandelt werden. Solche verheimlichten Erkrankungen können aber besonders leicht zu Herdbildungen führen. Wenn man die Anzeigepflicht für Malaria in Deutschland einführen will, so sollte man sie auf die Fälle beschränken, in denen der Arzt nach sorgfältiger Befragung des Kranken und Abwägung der Umstände annehmen zu müssen glaubt, daß die Infektion in der Heimat entstanden ist.

In vielen Gebieten, in denen Malaria tropica und tertiana zugleich heimisch sind, hat jede Form ihre Jahreszeit, ihre „Saison". Die Malaria tertiana ist die Frühjahrs- und Frühsommerinfektion, während die tropica im Spätsommer und Herbst vorherrscht; die Italiener nannten sie daher auch Ästivoautumnalfieber. Aber auch bei den Rückfällen läßt sich diese Abhängigkeit von der Jahreszeit beobachten; Leute, die in warmen Gebieten im Herbst Tropica hatten, erkrankten dort und auch in der — ev. malariafreien — Heimat im Frühjahr an Tertiana. Es handelt sich bei diesen Fällen um Mischinfektionen. Die Ursache für den zeitlichen Wechsel des Ausbruchs der verschiedenen Formen ist wohl eine klimatische, die sowohl die Entwicklung im Menschen wie im Überträger betrifft. Die längst bekannte Tatsache dieser scheinbaren „Umwandlung" der Tropica in Tertiana (die ja die Grundlage für die Unitariertheorie bildet) hat neuerdings in der Literatur wieder eine große Rolle gespielt. (Näheres s. a. u. Parasitologie.)

Klinik.

Schon in den Kursen, die vor dem Kriege im Hamburger tropenhygienischen Institut regelmäßig für Tropenärzte gehalten wurden, haben wir es praktisch gefunden, von Anfang an und wiederholt darauf hinzuweisen, daß die Malaria eine chronische Krankheit ist, wie übrigens die meisten protozoischen Blutinfektionskrankheiten. Die einzelnen Fieberanfälle im Laufe der Malaria sind die Begleiterscheinungen der von Zeit zu Zeit im Laufe der chronischen Infektion sich einstellenden vorübergehenden Vermehrung der Malariaparasiten. Der Malariaprozeß kommt aber in der Zwischenzeit nicht ganz zum Stillstand. Fieberrückfälle treten wohl immer ein, sie zu verhindern, haben wir noch kein sicheres Mittel.

Wenn es vielleicht bei der Syphilis gelingt, im Anfangsstadium die Infektion durch einen großen therapeutischen Schlag endgültig zu ertöten, so sind wir bei der Malaria noch nicht so weit. Im übrigen aber ist die Malariainfektion auch bei nicht zweckmäßiger und nicht gründlicher Behandlung trotz ihrer Neigung zu Rückfällen nicht so hartnäckig wie eine ungenügend behandelte Syphilis. Nach einigen Jahren heilt die Malaria, wenn keine neuen Infektionen hinzugekommen sind, gänzlich aus, auch die Folgen und Nachkrankheiten verschwinden mit der Zeit.

Indessen besteht, namentlich bei Leuten, die früher in den Tropen waren, noch immer eine Neigung, alle möglichen Beschwerden und Leiden, die sich nach einer Malariainfektion zeigen, noch nach vielen Jahren auf diese „ihre alte Malaria" zu beziehen: solche Erfahrungen konnte man auch bei Leuten machen, bei denen Rentenansprüche nicht in Frage kamen. Bei den Kriegsteilnehmern, die sich im Kriege Malaria geholt haben, wird diese Neigung nach dem Kriege noch in viel umfangreicherem Maße zu beobachten sein. Der Arzt muß sich solchen Verknüpfungen gegenüber sehr vorsichtig verhalten. Man kann ziemlich sicher darauf rechnen, daß nach einigen Jahren Aufenthalts in malariafreier Gegend jede Malaria samt ihren Folgeerscheinungen ausgeheilt ist.

Die **Inkubationszeit** — von der ersten Einimpfung der Malariakeime durch einen Mückenstich bis zum ersten Fieberanfall beträgt in der Regel mindestens 10 Tage. Bei unmittelbarer künstlicher Blutübertragung ist sie kürzer. Leute, die schon innerhalb der ersten 10 Tage nach ihrem Eintreffen in einer Malariagegend erkranken, haben sich nicht dort, sondern schon früher infiziert.

Verlängerte Inkubationszeit und Latenz (von mehreren Monaten, einem Jahr und länger) kommt häufiger fast nur bei Prophylaktikern vor. Indessen haben wir selbst, wie übrigens auch Plehn, Kirschbaum u. a. solche verlängerte Inkubation auch bei Leuten, die nicht unter Chininschutz gestanden haben, in einzelnen Fällen beobachtet (s. Abb. 4). Aber man muß in jedem Falle die Angaben sehr vorsichtig prüfen, weil dabei sehr oft Selbsttäuschungen unterlaufen können. Oft sind die ersten Anfälle einfach vergessen worden, oder sie waren nicht voll ausgebildet und wurden nicht beachtet oder anders gedeutet, z. B. auf Erkältungen bezogen, oder es blieben andere Erscheinungen, die mehr in den Vordergrund traten als das Fieber, besser im Gedächtnis haften, z. B. das oft mit einem akuten Malariaanfall verbundene Erbrechen, das sich manchmal bis zum Gallenerbrechen steigert und als Gallenkolik oder etwas Ähnliches in der Erinnerung bleibt.

Ganz ähnlich wie bei diesen in Vergessenheit geratenen oder falsch gedeuteten Erstlingsfiebern verhält es sich mit den Rückfällen, die nach sehr langen fieberfreien Zwischenräumen z. B. nach 3—4 Jahre langen Pausen ganz unvermittelt wieder auftreten sollen. Bei genauerem Befragen kann man in der Regel feststellen, daß kleine, nicht beachtete Anfälle, unbegründetes Frösteln, Hitzeschauer, gelegentliches „Erkältungsfieber", „fieberhafter Magenkatarrh" wiederholt vorausgegangen sind. Typische, schwerere Anfälle bilden sich bei dem Erstlingsfieber wie bei den Rückfällen häufig erst allmählich aus.

Prodrome sind wohl immer vorhanden, sie werden aber bei dem Erstlingsfieber oft nicht beachtet, während die Leute, die schon öfter Fieber gehabt haben, die Vorläufer davon genau kennen und an Müdigkeit, Knochenschmerzen, Gliederschmerzen u. dgl. manchmal auch an Milzschmerzen im voraus spüren, daß ihr „Fieber" wiederkommt.

Die akuten Fieberanfälle sind eine Begleiterscheinung der periodisch stärker auftretenden Vermehrung der Malariaparasiten im Blut. Ob aber dabei das Fieber eine unmittelbare Wirkung dieser Vermehrung ist, ob es z. B. durch Toxine, die durch die Parasiten gebildet werden, verursacht ist, oder ob es auf die Wirkung der Trümmer der bei der Vermehrung der Parasiten massen-

haft zugrunde gehenden, pathologisch veränderten roten Blutkörperchen, die den Malariaparasiten als Wirtzellen gedient hatten.
zurückzuführen ist, wissen wir noch nicht.

Bei einem **Malariafieberanfall** können gewöhnlich drei
Abschnitte, nämlich ein **Frost-, Hitze- und Schweißstadium**,
unterschieden werden. Dem entsprechen bestimmte Entwick-
lungsstufen der Malariaparasiten. Im Fieberanstieg und Schüttelfrost finden sich vorzugsweise Teilungsformen und jüngste, eben
aus der Teilung hervorgegangene Ringe, auch wohl in der Entwicklung etwas zurückgebliebene, dicht vor der Teilung stehende
Formen. Im peripheren Blut finden wir nur bei Tertiana und
Quartana regelmäßig Teilungsformen während des Schüttel-
frostes. Bei der Tropica trifft dieses nur ausnahmsweise und gewöhnlich nur in schwereren Fällen zu. Die Teilung der Parasiten
geht dabei vorzugsweise in den inneren Organen vor sich. (S.
unter Parasitologie.) Auf der Höhe des Fiebers (Hitzestadium)
werden die Parasiten meist spärlicher, Teilungsformen trifft man
nicht mehr an, jüngste und junge Formen überwiegen. Im Fieberabfall (Schweißstadium) ist die Entwicklung der meisten Parasiten schon weiter fortgeschritten; in der folgenden fieberfreien
Zeit vollendet sie sich. Man findet überwiegend halberwachsene
und zunehmend ältere Formen bis zum Übergange in neue Teil-
formen kurz vor Beginn und im Anfange des nächsten Anfalles.

Ein richtiges Bild des Fieberverlaufs bei einem Malariaanfall
ist nur bei mindestens 6—8 maliger **Temperaturmessung** in
24 Stunden, wobei auch während der Nacht gemessen werden muß,
zu erreichen. Damit soll nicht etwa geraten werden, alle Malariakranken dauernd mit Messungen während der Nacht zu stören.
Wenn man aber zu diagnostischen Zwecken oder zu Veröffent-
lichungen o. dgl. eine zuverlässige Kurve haben will, muß man
so oft messen, sonst kommen ganz erstaunliche Täuschungen
heraus, z. B. Kontinua-Bilder, wie sie jetzt die Franzosen für die
mazedonische Malaria[1]) beschrieben haben. Sie behaupten, daß
der „paludisme primaire“ in schweren nicht seltenen Fällen unter
dem Bilde eines 14 tägigen bis dreiwöchigen kontinuierlichen Fiebers (Continue palustre à l'allure typhoide) mit typhusähnlichen
Symptomen verlaufe und daß das auch noch bei den ersten Rezidiven zu beobachten sei (période des réchutes). Erst nach längerer
Dauer der Infektion und längerem Aufenthalt in Mazedonien
mildere sich die (Tropica-) Infektion zu einzelnen, getrennten,
dann häufig im Quotidiantypus auftretenden Anfällen.

[1]) Armand-Delille, Paisseau, Abrami, Lemaire. Le Paludisme Macé-
donien. Paris 1917.

Die Kurvenbeispiele, die sie geben, sind alle durch nur zweimalig tägliche Messungen entstanden; abgesehen von diagnostischen Irrtümern geben die Kurven deshalb kein zuverlässiges Bild, denn gerade bei der Tropica können so die Remissionen und Intermissionen, die bei schwerer Infektion oft nur 8—10 Stunden und selbst kürzere Zeit dauern, namentlich wenn sie nachts auftreten, ganz unbemerkt bleiben. Indessen sind Nachprüfungen der französischen Beobachtungen auf jeden Fall zu empfehlen.

Man unterscheidet bekanntlich drei Arten von Malariaparasiten, denen auch verschiedene Fiebertypen entsprechen. Es gibt nur noch wenige Forscher, insbesondere Albert Plehn und Laveran mit seinen Schülern, die an der Ansicht festhalten, daß man eine Art von Malariaparasiten beim Menschen annehmen dürfe und daß die von anderen unterschiedenen drei Arten ineinander übergehen könnten. Nach unserer Ansicht aber handelt es sich bei diesen „Übergängen" von einer Art in die andere um Doppelinfektionen mit mehreren Parasitenarten, bei denen periodisch bald die eine, bald die andere Art in den Vordergrund tritt und im Blut gefunden wird (vgl. u.).

Mehr als drei verschiedene Formen der Malariaparasiten und der dadurch bedingten Fieberarten anzunehmen, liegt aber kein genügender Grund vor. Namentlich lassen sich die früher besonders unterschiedenen „malignen Tertianfieber" — gegenüber den benignen, durch die Tertianparasiten bedingten Formen — die „Ästivoautumnalfieber", die „remittierenden Fieber" und die „perniziösen Fieber" alle auf die Infektion mit dem Tropicaparasiten und auf seinen Fiebertypus zurückführen. Es empfiehlt sich deshalb auch, den Ausdruck „perniziös" bei Malaria nur rein klinisch zu verstehen. „Perniziöse Fieber" sind schwere Erkrankungen. Einen „Perniziosaparasiten" in dem Sinne, als ob durch ihn immer perniziöse Fieber hervorgerufen würden, gibt es nicht. Selbst bei demselben Individuum und einmaliger, einfacher Infektion können „perniziöse" und leichtere Anfälle abwechseln. In einzelnen seltenen Ausnahmefällen können aber auch Tertiana- und Quartanainfektion einen „perniziösen" Charakter annehmen; erst neuerdings ist wieder ein solcher Quartanafall, der im Coma tödlich endete, von Léger und Ryckewaert beschrieben worden.

Wir unterscheiden also je nach der Infektion mit dem Tertian-, Quartan- oder Tropikaparasiten Tertian-, Quartan- oder Tropikafieber mit charakteristischen Kurven. Bei Tertiana und Tropika dauert die Entwicklung der Parasiten ungefähr 48, bei Quartana 72 Stunden. Die Quotidianafieber sind nicht auf

Infektion mit einem besonderen „Quotidianparasiten" zurückzuführen; sie können sich bei jeder Malariaparasitenart entwickeln und kommen dadurch zustande, daß sich im Laufe ein
und derselben Infektion mehrere Parasitengenerationen
ausbilden, so daß ihre periodische Vermehrung und als klinischer
Ausdruck davon die Fieberanfälle auf verschiedene Tage fallen.
Statt „Quotidianfieber" sagt man daher auch besser „Tertiana
duplicata", „Quartana triplicata" usw. Neuerdings beschrieb
Brünn bei Tertiana eine „beschleunigte Schizogonie" mit besonderen Formen, die die Ursache der Umwandlung der Tertiana
in eine Quotidiana sein soll.

x Die Kurve der durch Tertiana- oder Quartanaparasiten
bedingten Anfälle — einerlei, ob die Anfälle im Quotidian-, Ter-
tian- oder Quartantypus auftreten — setzt sich in der Regel aus
einzelnen Fieberzacken mit schmaler Basis, sehr steilem Anstieg
der Temperatur (Schüttelfrost), ebenso steilem Abstieg und scharfer Spitze (kurzes Hitzestadium) zusammen. Der Anfall dauert
nur 8—16 Stunden. In seltenen Fällen kann man aber auch
Tertiankurven von längerer Dauer, die dann der Tropikakurve
ähnlich sind, beobachten (s. Abb. 1—6).

Die Tropikakurve verläuft auch in deutlichem Tertiantypus,
aber der einzelne Anfall dauert länger (16—18 Stunden und mehr).
Die Temperatur steigt dabei meist nicht so plötzlich an wie bei
der Quartan- und Tertianinfektion. Infolgedessen fehlt häufig
der Schüttelfrost oder ist nur angedeutet. Das Hitzestadium ist
sehr stark verlängert. Auf seiner Höhe verläuft die Kurve in Form
einer unregelmäßigen Kontinua, oft mit starken Remissionen, ja
Intermissionen, so daß gelegentlich eine unregelmäßige Quotidiana vorgetäuscht werden kann. Dann folgt der häufig auch
noch durch eine oder mehrere Zacken unterbrochene Fieberabfall
(s. Abb. 7 und 8).

Die einzelnen Anfälle können beim Tropikafieber einander
durchaus unähnlich sein infolge namentlich der außerordentlich
verschiedenen Gestaltung der Kurve auf der Höhe des Fiebers.
Sie haben aber alle den eben beschriebenen Typus. Die fieberfreien Pausen können bei schwerer Infektion ausnahmsweise nur
kurz und angedeutet sein, so daß das Bild einer 4—5tägigen unregelmäßigen Kontinua mit einigen Remissionen entsteht. Umgekehrt gibt es auch bei Tropika, sei es vor der Ausbildung des
typischen ersten Anfalles oder als Einleitung zu einem Rezidiv
oder beim Abklingen des Fiebers rudimentäre Anfälle (schmale
einspitzige oder breite zweispitzige, aber nicht sehr hoch gehende
Zacken. meist in deutlichem Tertianatypus).

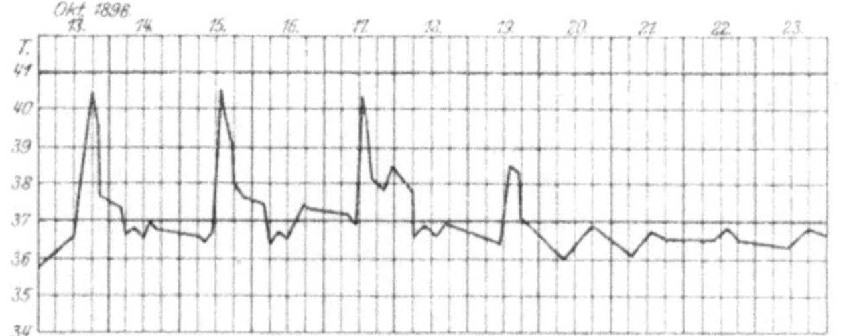

Abb. 1. Tertiana simplex.

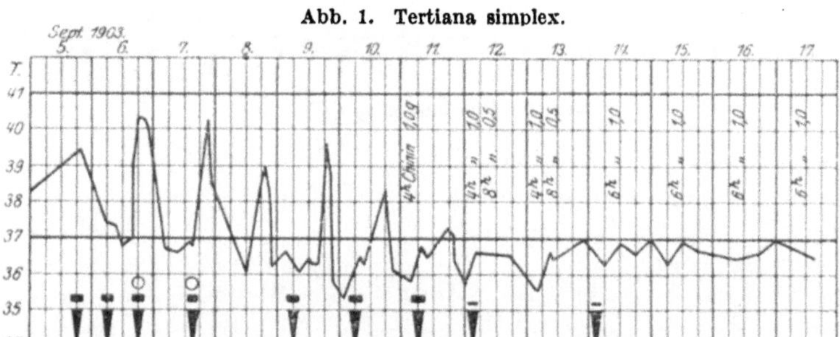

Abb. 2. Tertiana duplicata (Quotidiana).

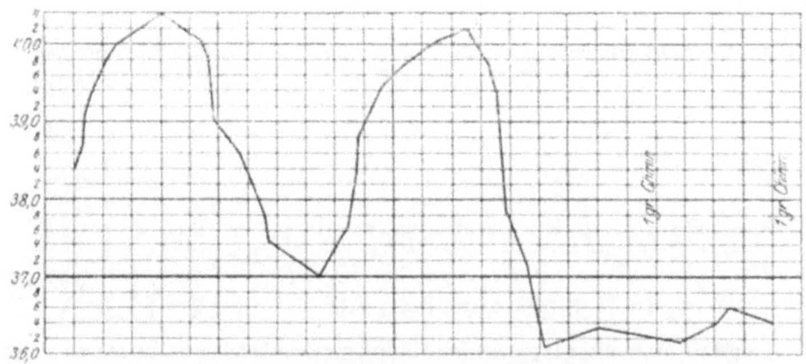

Abb. 3. Tertiana simplex mit ausnahmsweise stumpfem Gipfel, an die Tropika-Kurve erinnernd.

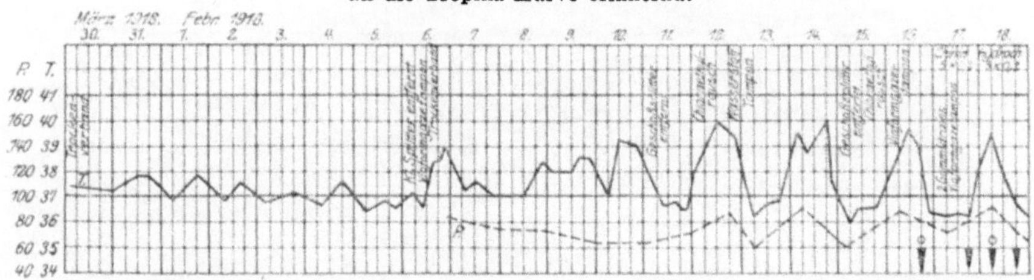

Abb. 4. Malaria tertiana. Fieberkurve mit tropikaähnlichen breiten Gipfeln. Es handelt sich um Erstlingsanfälle, die nach 1½ jähriger Latenz (sogenannte verlängerte Inkubation) durch Verwundung und Operation ausgelöst wurden.

12

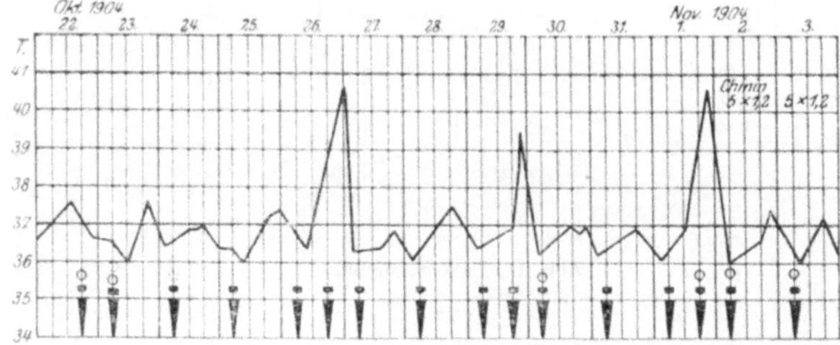

Abb. 5. Quartana simplex.

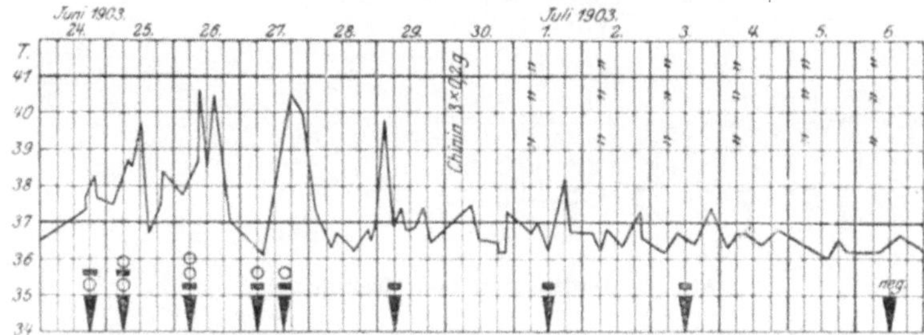

Abb. 6. Quartana triplicata. Am 25. und 26. drei gut trennbare Generationen
nebeneinander nachweisbar; Teilungen an drei Tagen hintereinander.

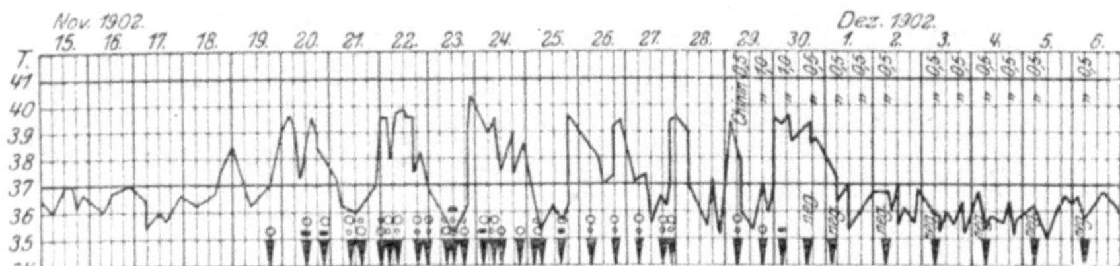

Abb. 7. Tropika-Kurve mit 6 typischen und einem vorausgehenden rudimentären Anfall.

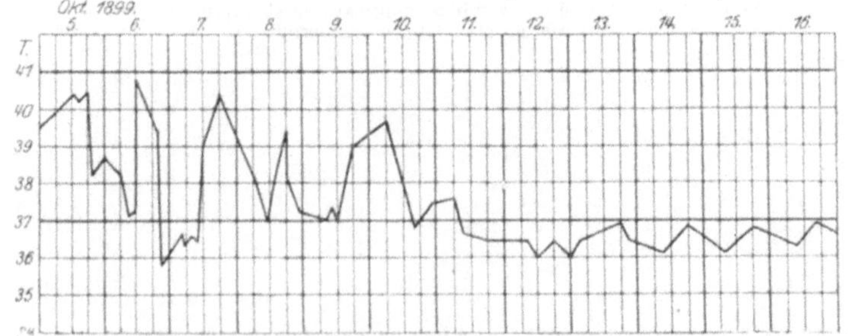

Abb. 8. Tropika-Kurve mit tiefgehenden Intermissionen zwischen den Anfällen
und im einzelnen Anfall.

Die gewöhnlichen **Begleiterscheinungen** der Malariaanfälle
(außer Schüttelfrost, Hitze und Schweiß) sind: Kopfschmerzen, gesteigerte Pulsfrequenz, absolute Appetitlosig-
keit, Erbrechen, das gelegentlich sehr lange anhält, sehr
quälend wird und sich bis zum Gallenerbrechen steigert (Gallen-
fieber), Milzschmerzen, die unter Umständen pleuritische oder
pneumonische Reizungen vortäuschen können. Die Milzschwellung, die sich im Laufe der Malariainfektion ausbildet, ist zunächst weich, nicht zu fühlen, sondern nur perkutorisch nachweisbar. Die harten, leicht abtastbaren, oft sehr großen Milzschwellungen bilden sich erst allmählich im Laufe längerer Infektionen heraus. Ein regelmäßiger Begleiter der Tertiana ist
Herpes der Lippen- und der Mundgegend und des Gesichtes.
Bei Quartana und Tropika ist Herpes viel seltener.

Die Hautfarbe ist bleich mit subikterischer Verfärbung, die
bei Häufung der Anfälle noch zunimmt. Einige Autoren beschrieben auch Hautexantheme bei Malaria. So will Zülzer[1]) regelmäßig ein bläulich-rotes, anulläres, roseola-ähnliches Exanthem
mit Prädilektionsstellen an Rippenbogen, Leistenbeuge, Innen-
seite der Oberschenkel, oberer Hälfte der Nates beobachtet haben,
das er als Analogon der exanthematischen Hautveränderungen
bei Fleckfieber und Scharlach ansieht. De Brun[2]) beschreibt ein
Malaria-Exanthem, charakterisiert durch ein Erythem von verschiedener Ausdehnung und Intensität. Garin u. Pasquier[3])
sahen Urticaria bei Rückfällen chronischer Malaria und Ra-
théry u. Lévy[4]) einmal ein purpura-ähnliches Exanthem. Wir
haben solche Erscheinungen als reine Folgen der Malariainfektion noch nicht gesehen.

Bei der Tropika sind Darmstörungen in Form von Durchfall auch bei leichteren Anfällen nicht ganz selten (vgl. auch
unter 5, Seite 13 und 14). Albuminurie ist mit den ersten
Anfällen selten verbunden; regelmäßig kann man aber schon bei
den ersten Anfällen vermehrte Ausscheidung von Urobilin und
Urobilinogen feststellen. Die Wassermannsche Reaktion wird im Anfall oft positiv gefunden, am häufigsten bei
Tertiana, aber durchaus nicht in allen Fällen.

Schwerere „perniziöse Formen" bilden sich, sei es durch allgemeine, schwere Infektion, sei es infolge gefährlich starker
örtlicher Infektion einzelner Organe, namentlich bei der Tro-

---

[1]) Deutsche Med. W.
[2]) Ref. Trop. diseases bulletin Bd. 11. 1918, Heft 1.
[3]) Ibid. Heft 4.
[4]) Ibid. Bd. 9. 1917, Heft 2.

pika aus. Ihre Prognose ist schlecht, wenn nicht bald energisch eingegriffen wird. Folgende Formen sind dazu zu rechnen:

1. **Lebensgefährliche Fieberhöhe**, weit über 41° steigend, dabei äußerst heftige Kopfschmerzen, oft auch Delirien. Der Zustand erinnert oft an Insolation, wird auch gelegentlich durch starke Sonnenwirkung ausgelöst und ist damit kompliziert.

2. **Die algide Form** (an das Stadium algidum der Cholera erinnernd): rascher Kräfteverfall, hippokratisches Gesicht, drohender Kollaps, intensive Schweiße, kühle Haut. Bei verhältnismäßig niedriger Achseltemperatur hohe Analtemperatur.

3. **Die zerebralen Formen**, durch stärkste Überflutung des Gehirns mit Malariaparasiten bedingt; nicht immer sind dabei im peripheren Blut entsprechend viele Parasiten zu finden.

Am häufigsten unter den zerebralen Formen ist die **komatöse Form**: Die Kranken sind oft von vornherein und schon vor dem Anfall apathisch. Die Apathie steigert sich im Anfall sehr schnell zur Somnolenz, zum Koma. In manchen Fällen stellt sich dies Bild auch erst im Laufe eines zunächst ganz leicht erscheinenden Fieberanfalles oder nach einem oder mehreren vorausgegangenen leichten Anfällen ein. Die Temperaturen sind nicht immer sehr hoch. Bis auf seltene Ausnahmen kommt die Komatosa nur bei Tropikainfektion, aber sowohl bei Erstlingsfieber wie bei Rezidiven vor; bei Quartana beschrieben, wie oben erwähnt, jüngst **Léger u. Ryckewaert** einen tödlich endenden Fall.

Seltener als die Neigung zum Koma sind bei der zerebralen Malaria Aufregungszustände, Delirien.

Endlich sind **meningitische** Erscheinungen bei zerebraler Malaria beobachtet worden, namentlich ausgeprägte Nackensteifigkeit. Dabei ist auch der Lumbaldruck gesteigert, weshalb auch eine Lumbalpunktion dabei oft von guter, wenn auch nur symptomatischer Wirkung sein kann. Auch epileptiforme Anfälle sind beobachtet.

4. **Die pneumonische Form**, die sich von leichten pneumonischen Erscheinungen (Infiltration, leicht blutiger Auswurf) bis zu schweren Lungenblutungen und bedrohlichen asphyktischen Zuständen steigern kann. Sie ist durch besonders reichliche Besetzung der Lungenkapillaren mit malariaparasitenhaltigen Blutkörperchen bedingt. Diese Form scheint sehr selten zu sein. Wir haben sie nie beobachtet.

5. **Die dysenterische Form**: mit ruhrartigen, blutigschleimigen Entleerungen und Tenesmen; auch rein blutige, oft profuse Entleerungen werden dabei beobachtet. Besonders starke Infektion der Kapillaren der Darmschleimhaut mit Tropikaparasiten.

Bei Erstlingsfieber, besonders bei Tropika, aber auch bei Tertianainfektion kommen auch dysenterische Erscheinungen harmloserer Art, die wohl auch durch Überfüllung der Darmkapillaren mit Malariaparasiten bedingt sind, nicht selten zur Beobachtung.

6. Allgemeine Neigung zu Blutungen (Haut, Mund, Nase, Magen, Darm, Augen usw.) ist ebenfalls als unmittelbare Wirkung schwerer Tropikainfektion beschrieben worden. Sie dürfte aber als reiner Ausdruck einer Malariainfektion sehr selten vorkommen. Sehr viel häufiger werden solche Blutungen bei Malaria als Folgen lange fortgesetzten Chiningebrauchs oder bei von vornherein bestehender Chininidiosynkrasie beobachtet. Hier würde weitere Darreichung von Chinin den Zustand verschlimmern, während die als reine Malariawirkung auftretenden Hämorrhagien durch Chinin behoben werden müßten. Man muß also hier wie auch bei den dysenterischen Malariaformen sorgfältig prüfen, ob das Krankheitsbild — abgesehen natürlich von Komplikationen mit echter Dysenterie — nicht etwa durch Chininwirkung bedingt sein kann (vgl. unten).

Ein Ausdruck besonderer Lokalisation der Malariainfektion sind wahrscheinlich auch die schon früher bekannten, neuerdings von Carnot u. Bruyère wieder beobachteten, aber doch anscheinend recht seltenen Mastitiden bei Männern, die sich während der Fieberanfälle zeigen können.

In besonderer Form äußern sich Malariaanfälle häufig bei kleinen Kindern. Der Schüttelfrost fehlt, dafür treten gelegentlich Krämpfe auf. Die Kinder klagen nicht über Fieber, sehen vorübergehend grau und verfallen aus und fühlen sich dann kalt an. So verlaufen die Anfälle häufig unbemerkt und die Kinder werden dabei allmählich recht elend und blutarm, auch stellt sich dabei in der Folge beträchtliche Milzschwellung ein. Bei der Blutuntersuchung findet man meist eine sehr reichliche Infektion mit Parasiten.

Weiterer Verlauf der Krankheit. Die durch Tertiana und Quartana bedingten Fieberanfälle können sehr lange in gleicher Wiederkehr anhalten. Die Tropikainfektion nimmt in der Regel schon nach wenigen Anfällen eine Wendung entweder zum Schlechteren, indem perniziöse Formen, namentlich die komatöse Form, auftreten, oder zum Bessern, indem die Anfälle auch bei fehlender oder ungenügender Behandlung geringer werden und schließlich für mehr oder weniger lange Zeit verschwinden. Die Selbstimmunisierung, die man dabei annehmen muß, ist aber nicht vollständig, da über kurz oder lang Rückfälle auftreten. Bei Tertiana und Quartana hören die Anfälle meist erst nach längerer Wiederkehr von selber auf. Die Selbstimmunisierung tritt also hier später ein als bei Tropika, und das ist auch der Grund dafür, daß man bei Mischinfektion mit Tropika und Tertiana während der späteren Rückfälle meist nur Tertianaparasiten findet (höchstens noch — besonders im Frühjahr — mit Tropika-Gameten vergesellschaftet). Gesellt sich zu einer schon bestehenden Tertianainfektion eine Tropikainfektion hinzu, so tritt die Tertiana, sobald der erste Tropikaanfall eingesetzt hat, in der Regel zunächst ganz zurück; die Tertianaparasiten sind aus dem Blut verschwunden und die Tropikainfektion beherrscht die Lage. Erst wenn sie abgeklungen ist, kommt es wieder zu Tertianarückfällen.

Immunisierungsvorgänge. Rolle der Milz dabei. Bei den unvollständigen Immunisierungsprozessen, die zum vorläufigen Verschwinden der Anfälle auch bei ungenügender oder fehlender Behandlung führen, spielt wahrscheinlich die Milz eine große Rolle. Bei der chronischen Malariainfektion der Affen kann man durch die Entfernung der Milz akute Fieberanfälle und starke Vermehrung der Parasiten hervorrufen. Ähnliches hat man bei malariainfizierten Menschen nach Milzexstirpation beobachtet. In der Literatur ist ein Fall von sehr schnell tödlich verlaufender, jeder Therapie mit Chinin trotzender Malaria beschrieben, bei dem sich dann bei der Sektion zeigte, daß die Milz fehlte. Jüngst will Pewny[1] „Parasitolysine" und „Präcipitine" im Blutserum von Malarikern gefunden haben.

In den fieberfreien Intervallen von einem Anfall zum andern fühlen sich die Kranken verhältnismäßig wohl, wenn auch schwach. Der Appetit fehlt meist auch in der Zwischenzeit ganz. Schon nach wenigen Anfällen, auch leichteren Grades, verändert sich das Aussehen der Kranken, die Gesichtsfarbe wird grau und gelblich, die Lippen und die sichtbaren Schleimhäute werden in zunehmendem Grade blasser. Die Zahl der roten Blutkörperchen und der Hämoglobingehalt des Blutes sinkt mehr oder weniger schnell. Im Urin, mindestens solange sich die Anfälle wiederholen, ist die Urobilin- und die Urobilinogenausscheidung vermehrt. Die Milz wird allmählich härter, dicker und palpabel, auch die Leber schwillt allmählich an. Nach Zuelzer[2] schwellen Leber und Milz periodisch mit jedem Anfall an, um dann wieder abzuschwellen.

---

[1] Wiener kl. Wochenschrift 1918, Nr. 7 u. 8.
[2] Zuelzer, Deutsche med. Wochenschr. 1917, Nr. 48.

Latenzzeit. Nach einer mehr oder weniger großen Zahl von intermittierenden Anfällen tritt eine Zeit der **Latenz der Malariainfektion** ein, manchmal ganz plötzlich (nach genügender Chininbehandlung), manchmal aber auch allmählich, indem die einzelnen Anfälle sich nicht mehr voll ausbilden, kürzere Zeit dauern und so allmählich abklingen.

In dieser Latenzzeit bleiben die Kranken, namentlich wenn die vorhergegangenen Anfälle ungenügend mit Chinin behandelt waren und die Chininbehandlung dann auch nicht weiter fortgesetzt wurde, oft mehr oder weniger anämisch und fühlen sich dauernd schwach mit allerlei Beschwerden. Fahles Aussehen, Milzschwellung, oft auch vermehrte Urobilin- und Urobilinogenausscheidung. Die Wassermannsche Reaktion, die in ungefähr einem Drittel aller Fälle im Fieberstadium der Malaria positiv ist, wird im Latenzstadium meist negativ. Im Blutpräparat sind während des Latenzstadiums nur selten Schizonten, häufiger aber Gameten anzutreffen. Die Zahl der weißen Blutkörper ist meist dauernd vermindert, die der großen Einkernigen relativ vermehrt. Unter den roten Blutkörperchen oft viele Basophile.

Bei genügend mit Chinin behandelten Fällen gelangen die Kranken schon im ersten Latenzstadium häufig schnell subjektiv und objektiv zu merklichem Wohlbefinden. Bei Männern bleibt aber auch unter solchen Verhältnissen die Libido manchmal noch lange aus.

Rückfälle. Nach kürzerer (bei ungenügender Chininbehandlung) oder längerer (bei gründlicherer Chininbehandlung) Latenzzeit stellen sich Rückfälle ein. Das Gegenteil, Ausbleiben der Rückfälle, gehört zu den größten Seltenheiten. Oft beobachtet man dabei Wiederkehr in regelmäßiger Zeitfolge, z. B. nach 7 Tagen, am häufigsten nach drei Wochen. Auch begünstigen klimatische Schwankungen und von den Jahreszeiten der Frühling und Frühsommer das Auftreten von Rezidiven. Recht häufig sind es bestimmte, plötzliche Einwirkungen, die die Rückfälle auslösen, z. B. Kälte, Durchnässungen, Märsche und andere Muskelanstrengungen, Verwundungen und chirurgische Eingriffe, starke Sonnenbestrahlung, Diätfehler, alkoholische Exzesse, geistige Überanstrengungen, psychische Aufregungen (sexuelle Exzesse), starke Abführmittel und schließlich Impfungen aller Art (Schutzimpfungen gegen Typhus, Cholera, Pocken, Tuberkulinimpfungen, Injektionen von steriler Milch, Serum u. dgl.). Auch im Prodromal- und Anfangsstadium akuter Infektionskrankheiten z. B. beim Typhus und Paratyphus, auch nach Influenza, treten bei malariainfizierten Leuten häufig Rückfälle auf.

Über Vorboten der Rückfälle siehe S. 7. Die Rückfälle
entstehen, wenigstens zum Teil, sicher durch Rückbildung der
weiblichen Gameten der Malariaparasiten, die während des
Latenzstadiums in der Milz, im Knochenmark usw. sich sehr lange
halten können, zu Schizonten und durch Vermehrung dieser neugebildeten Schizonten (ausführl. u. Parasitologie). An dieser Deutung der Beobachtungen von Schaudinn und ihrer Bestätigung von
anderen, namentlich holländischen Forschern, muß man, trotz
mancherlei unseres Erachtens noch nicht genügend begründeter An-
fechtungen, die die Befunde Schaudinns erfahren haben, festhalten.
Die Entstehung der Rückfälle im unmittelbaren Anschluß an plötzliche Einwirkungen auf den Körper, wie sie oben aufgezählt sind, muß
man sich wohl so erklären, daß die Dauerformen (Gameten) oft in
recht großer Zahl im Körper vorhanden und zur Umwandlung in
Schizonten bereit sind; sie werden aber an der Umwandlung durch
Hemmungen immunisatorischer Art gehindert. Diese Hemmungen
können nun bei irgendwelchen Schädigungen oder sonstigen Einwirkungen auf den Körper plötzlich wegfallen, dann treten sehr
viele Gameten auf einmal die Rückbildung zu Schizonten an, und
es entstehen so viel junge Schizontenformen, daß sie sofort zum
Auslösen eines Anfalles genügen. Sind nur wenige Gameten vorhanden, so müssen die bei ihrer Rückbildung entstandenen Schizonten sich erst eine Zeitlang vermehren, ehe sie neue Anfälle
hervorrufen können. Die Gametenrückbildung geht meist in den
inneren Organen, namentlich in der Milz vor sich; im peripheren
Blut trifft man nur sehr selten Rückbildungsformen.

Gameten bilden sich nicht erst, wie man früher allgemein an-
nahm und wie Ziemann noch jetzt glaubt, nach längerer Dauer
der Infektion und als Folge einer durch die wiederholten Anfälle
vielleicht entstandenen Immunität der Kranken und dadurch
bedingter Beeinträchtigung der Vermehrungsfähigkeit der Schizonten; ihr Auftreten ist vielmehr von Schaudinn und anderen
Forschern schon bei den ersten Anfällen beobachtet worden. So
erklärt es sich, daß man bei jeder Malaria, auch bei frischer und
nicht bloß bei alter vernachlässigter Infektion, mit Rückfällen
rechnen muß. Aber die Hartnäckigkeit der Neigung zu Rückfällen wird von dem Grade der Anreicherung des infizierten Körpers mit Gameten abhängen und so wird man nicht bloß bei längerer Dauer der Infektion, sondern auch bei wiederholter Reinfektion solche Hartnäckigkeit der Rezidivneigung ganz besonders erwarten dürfen; denn auch wiederholte Reinfektionen
müssen zur Anreicherung mit Gameten führen, da sich auch
bei der Vermehrung der eben in den Körper eingeimpften

Parasiten neben Schizonten immer auch schon Gameten bilden dürften.

Warum sollte es im übrigen aber nicht auch Malariaparasitenstämme mit besonders starker Neigung zur Gametenbildung geben?

Außer Gameten können sicher aber auch — wie bei anderen Protozoenkrankheiten — ungeschlechtliche Formen, insbesondere Ringe, in inneren Organen, seltener auch im peripheren Blut erhalten bleiben, die sich entweder mit großer Verzögerung oder gar nicht mehr weiter entwickeln (Depressionsstadien), bis eine der oben geschilderten Einwirkungen ihre raschere Weiterentwicklung, Vermehrung und so Rückfälle auslöst. (Näheres über Rückfallentwicklung s. a. unter Parasitologie.)

Das klinische Bild der Rezidive und der Verlauf ist dem der Erstlingsfieber durchaus ähnlich. Die ersten Fieber der Rezidive sind oft rudimentär. Bei einem Tropikarückfall kann aber schon der zweite, dritte Anfall perniziös sein. Auf eine Rezidivzeit folgt wieder ein Latenzstadium und so können sich Rückfälle und Latenzzeit lange ablösen, wobei die Latenzzeit allmählich länger, die Rezidivzeit kürzer wird, wenn nicht etwa Rezidive durch besondere Einwirkungen (vgl. oben) hervorgerufen werden.

Malariakachexie nennen wir den chronischen Krankheitszustand, der sich nach langer Dauer der Infektion und häufiger Reinfektion bilden kann. Häufig treten dabei die ausgebildeten Fieberanfälle ganz zurück. Die Kranken sind äußerst blutarm, von erdfahlem Aussehen, gedunsenem Gesicht. Auch Ödeme der Gliedmaßen sind häufig. Milz und Leber sind stark geschwollen. Hämoglobingehalt und Zahl der Roten sind stark herabgesetzt, basophile und polychromatophile Rote, Normoblasten und Megaloblasten treten auf, die einkernigen Weißen sind vermehrt, im übrigen besteht Leukopenie. Der Urin enthält oft Eiweiß und reichlich Urobilin und Urobilinogen. Nicht selten sind Sehstörungen — durch äußerste Blutarmut verursacht — (über ihre Unterscheidung von Chininwirkung siehe S. 35), in seltenen Fällen wird auch Hodenatrophie beobachtet. Bei Kindern bleibt die Entwicklung verkümmert und verspätet sich, erwachsene Jünglinge haben häufig puerile Geschlechtsteile und pueriles Aussehen. Diese verkümmerte Entwicklung betrifft besonders die weiße Rasse; bei Farbigen und insbesondere bei den Negern wird sie vermißt. Österreichische Militärärzte haben sie regelmäßig bei Rekrutenaushebungen in Bosnien und Dalmatien beobachtet.

Die Malariakachexie äußert sich auch in geistiger Beziehung. Müdigkeit, Unlust zu geistiger Arbeit, Gedächtnisschwäche, Sprachstörungen gehören zu ihren regelmäßigen Begleiterscheinungen, häufig ist auch Impotenz und mangelnde Libido vorhanden.

Bei schweren kachektischen Zuständen, übrigens auch bei akuten Malariafiebern, die schwer heruntergekommene Individuen z. B. Dysenteriker befallen hatte, aber auch bei unkomplizierter Malaria ist gelegentlich auch Gangrän — insbesondere an den Füßen — beobachtet worden. Manchmal zeigen sich bei der Malariakachexie auch beriberiartige Erscheinungen, wie Ödeme, Herzschwäche, Paresen und Muskelatrophien (über Komplikation mit Beriberi vgl. unten). Die sehr großen Milzen der Kachektiker können bei Stößen gegen den Leib u. dgl. leicht zu Rupturen führen. Auch sind Punktionen solcher Milzen wegen der Gefahr schwerer Blutungen nicht ungefährlich.

Larvierte Formen und Folgezustände (insbes. nervöse Störungen). Von der kachektischen Form der chronischen Infektion, deren Zustandekommen, wie schon oben erwähnt, besonders durch oft wiederholte Reinfektionen begünstigt wird — abgesehen von fehlender oder nicht gründlicher Behandlung —, zu unterscheiden sind die larvierten Formen der chronischen Malaria. Hier fehlt oft das Bild der Malariakachexie oder es ist nur angedeutet. Die larvierte Malaria tritt meist in Form von Neuralgien auf, am häufigsten im Gebiet des Trigeminus. Oft handelt es sich dabei um regelmäßig wiederkehrende neuralgische Anfälle, die sich eine Zeitlang wiederholen, dann verschwinden, um nach einer Latenzzeit wiederzukehren. Man darf aber nicht jede anfallsweise auftretende Neuralgie bloß deshalb, weil sie durch Chinin günstig beeinflußt wird, als Folge chronischer Malariainfektion ansehen; denn Chinin wirkt auch auf Neuralgien aus anderer Ursache günstig ein. Es müssen mindestens noch einige andere Anzeichen noch bestehender chronischer Malaria vorhanden sein, wenn man solche Neuralgien mit Grund einer chronischen Malaria zuschreiben will.

Das gilt auch von den Neuritiden mit Paresen einzelner Muskeln (Abduzens) und Muskelgruppen, auch ganzer Gliedmaßen, die gelegentlich als Malariafolgen auftreten. Ferner sind auch Sprachstörungen, wie vorübergehende Aphasie oder Dysphasie und hesitierende Sprache, zuweilen mit anderen Erscheinungen, die auf multiple Sklerose deuten können, endlich auch solche, die Herderkrankungen im Gehirn und Rückenmark entsprechen (z. B. spastischer Spinalparalyse), als Malariafolgen beobachtet worden.

Auch Psychosen können sich im Gefolge chronischer Malaria entwickeln. Meist haben sie depressiven Charakter (Apathie und Melancholie). Manchmal steigert sich der Zustand zu Bewußtseinsschwäche, Verworrenheit, Dämmerungszuständen, in denen Handlungen begangen werden, deren sich der Kranke nachher nicht mehr erinnert. In selteneren Fällen kommt es zu Aufregungszuständen, die manchmal einem Fieberanfall vorausgehen können oder von ihm begleitet sein können (Tropenkoller). Auch bei diesen krankhaften Zuständen ist, damit sie als Folgeerscheinungen einer Malaria angesprochen werden können, der Nachweis unmittelbaren Zusammenhanges mit vorausgegangener Malaria oder des Fortbestehens sonstiger Malariaerscheinungen beizubringen. Es ist u. A. nach nicht zu begründen, wenn ohne solchen Zusammenhang oder ohne sonstige Malariasyndrome bei Straftaten eine alte, schon jahrelang zurückliegende und längst erledigte Malaria als Milderungsgrund herangezogen werden soll.

Komplikationen. Malaria und akute fieberhafte Infektionskrankheiten schließen sich insoweit aus, als akute Malariaanfälle während des floriden fieberhaften Verlaufs einer solchen Krankheit sich nicht zu zeigen pflegen. Man beobachtet sie meist nur im Inkubations- oder Prodromalstadium und wiederum, nachdem die Entfieberung begonnen hat. Misch- oder Summierungsformen, bei denen man etwa den Eindruck haben könnte, daß z. B. die Zacken eines oder mehrerer Malariaanfälle sich auf eine ausgebildete Typhuskurve aufbauten, gehören wohl zu den größten Ausnahmen. Die Malariaanfälle erscheinen erst bei oder nach der Entfieberung wieder. Im übrigen kann sich natürlich eine chronische Infektionskrankheit wie Malaria mit allen möglichen Leiden komplizieren. Da eine Malariainfektion die Widerstandsfähigkeit gegen andere schädliche Einflüsse herabsetzt und andererseits auch wieder die verschiedensten schädigenden Einwirkungen, darunter auch Krankheiten, das Ausbrechen von Malariarezidiven begünstigen, so kann z. B. auch Malaria wie andere Infektionskrankheiten (Rückfallfieber, Fleckfieber) bei Leuten, die durch einseitige und unzureichende Ernährung zur echten Beriberi oder auch nur zur Ödemkrankheit vorbereitet sind, diese Krankheiten ganz akut zum Ausbruch bringen. Auch Endarteriitis mit anschließenden trophischen Gewebsstörungen an den Extremitäten sind als solche Folgezustände zu beurteilen. Es ist nicht immer leicht, aber auch nicht immer unbedingt wichtig, sich darüber Rechenschaft zu geben, ob solche Erscheinungen mehr als unmittelbare Folge der Malaria oder mehr als Komplikation aufzufassen sind.

Die Diagnose der Malaria stützt sich in erster Linie auf den Blutbefund. Indessen ist ein positiver Parasitenbefund zur ersten Diagnose nicht unbedingt erforderlich. Oft genug fehlen die Parasiten im peripheren Blut, namentlich, wenn vor der Untersuchung schon Chinin einverleibt wurde. Man findet aber auch dann regelmäßig wenigstens einige der die Malaria kennzeichnenden Veränderungen der weißen und roten Blutkörperchen (Leukopenie, Mononukleose, basophile und polychromatophile Rote usw.). Starke Leukozytose, namentlich bei wiederholtem Befund, spricht gegen Malaria. Man darf demnach die Blutuntersuchung bei Malariaverdacht nicht auf die Untersuchung einiger dicker Tropfen beschränken, sondern muß beim Fehlen von Malariaparasiten im dicken Tropfen unbedingt auch Blutausstriche untersuchen. Umgekehrt genügt ein positiver Parasitenbefund, bei dem aber nur Gameten festgestellt werden, noch nicht für die Annahme, daß der gerade vorliegende fieberhafte Zustand auf Malariainfektion zurückzuführen ist, es kann sich in solchen Fällen ebensogut um andere fieberhafte Krankheiten, die zu einer chronischen Malariainfektion hinzugetreten sind, handeln.

Bei allen Kranken, die in Malariagegenden gewesen sind und heutzutage besonders bei Kriegsteilnehmern, muß man überall, wo die Diagnose einer andern fieberhaften Krankheit nicht auf der Hand liegt, das Blut untersuchen und an Malaria denken.

Die klinischen diagnostischen Zeichen der Malaria sind blasses, graues oder gelbliches Aussehen, mehr oder weniger blutarme Schleimhäute, Klagen über Müdigkeit, Schlaffheit. Fieber wird nicht immer vom Patienten bemerkt und angegeben, deshalb ist sorgfältige Temperaturmessung auch in den Fällen, in denen nicht über Fieber geklagt wird, beim Verdacht auf Malaria erforderlich. Indessen ist es natürlich zur Begründung der Diagnose nicht notwendig, daß gerade bei der Untersuchung erhöhte Temperatur gefunden wird. Im Urin wird während eines Anfalls und noch mehrere Tage später Urobilin und Urobilinogen fast immer in erhöhter Menge ausgeschieden, während im Gegensatz dazu, z. B. beim Typhus, beim Paratyphus, beim wolhynischen Fieber, diese Stoffe nicht im vermehrten Maße im Urin gefunden werden. Die Wassermannsche Reaktion ist nur bei $1/_3$ der Malariafälle während oder kurz nach einem Anfall positiv, am häufigsten bei Tertiana.

Von großer diagnostischer Wichtigkeit ist die Prüfung der Chininwirkung. Wo bei einer akuten fieberhaften Erkrankung Chinin, vorausgesetzt, daß es in zweckmäßiger Form und in genügender Menge verabreicht wurde (vgl. unten), nicht schon nach 3—5 Tagen die Temperatur völlig und für mindestens einige Tage zur normalen herabzudrücken imstande ist, so daß auch keine kleinen Fieberzacken mehr zu beobachten sind, handelt es sich nicht um Malaria. Dies gilt nicht bloß für die Differentialdiagnose zwischen Malaria und Krankheiten aus der Typhusgruppe, deren Kurve ja alsbald nach dem Aufhören der Chininwirkung immer wieder in die Höhe geht, sondern auch für intermittierende malariaähnliche Fieber, wie sie durch Gallensteinanfälle, Cholezystitis, Leberabszesse, Endokarditis, Blasenkatarrh, Syphilis und viele andere Leiden hervorgerufen werden.

Schwierig ist unter Umständen die Frage zu begutachten, ob jemand, der früher Malaria gehabt hat, aber zur Zeit der Untersuchung klinisch anscheinend gesund und seit langem fieberfrei ist, noch Malariaparasitenträger ist und Rückfälle bekommen wird. In solchen Fällen versucht man jetzt vielfach die noch vermuteten Malariaparasiten durch allerhand Reizmittel, wie kalte Duschen, Milzduschen, heiße Umschläge auf die Milz, Heißluftbäder, Bestrahlung mit ultraviolettem Licht, Abführmittel, Einspritzung von Milch, Holzhacken und Märsche usw. zur Vermehrung zu bringen und dadurch ein positives Blutpräparat zu erzielen. Indessen darf man in solchen Fällen sichere Schlüsse nur aus einem positivem Ergebnis ziehen, da spontane Rückfälle, auch nachdem diese Reizmittel versagt haben, noch auftreten können. Übrigens darf man deshalb auch das Auftreten von Parasiten nach längerer Zeit als einige Tage nach solchen Einwirkungen nicht als Erfolg solchen Reizverfahrens buchen.

Endlich ist darauf aufmerksam zu machen, daß zwei seltenere Krankheiten u. U. mit Malaria verwechselt werden können. Erstens nämlich der hämolytische Ikterus, bei dem Milzschwellung, Anämie und periodische Fieber auf Malaria hinweisen können, aber Malariaparasiten fehlen. Den Ausschlag gibt hier die Prüfung der Widerstandsfähigkeit der roten Blutkörperchen gegen iso- und anisotonische Kochsalzlösungen. Sie ist beim hämolytischen Ikterus deutlich herabgesetzt, bei Malaria entweder ganz normal oder um ein weniges erhöht. Die zweite Krankheit kommt bei uns nicht vor, wohl aber — abgesehen von vielen Tropengegenden — ist sie am Mittelmeer, auch in Griechenland und Kleinasien heimisch. So kommt sie u. U. auch bei deutschen Kriegsteilnehmern und Deutschen, die früher in den Tropen waren, in Betracht und ist auch in zwei Fällen von uns beobachtet worden, die vorher für Malaria gehalten worden waren[1]). Es handelt sich um eine Leishmaniose, meist Kala-Azar, in Griechenland auch Ponos genannt. Die Krankheit verläuft chronisch, mit Fieber-

---

[1]) Mayer u. Reinhard, Zwei Fälle von Kala-Azar bei Deutschen. Deutsche med. Wochenschr. 1918, Nr. 6.

perioden, sehr starker Milz- und Leberschwellung und Ausbildung
eines Zustandes, der eine weitgehende Ähnlichkeit mit der Malariakachexie hat und bis zur Entdeckung des besonderen Erregers
der Krankheit von vielen dafür gehalten wurde. Die Diagnose ist
leicht durch Punktion der Milz oder — ungefährlicher — der Leber
zu stellen, wo man, wenn auch manchmal erst nach sorgfältigem
Suchen, die charakteristischen Krankheitserreger (Leishmanien)
in Ausstrichen aus diesen Organen findet. Starke Mononukleose
bei hochgradiger Leukopenie ist für Kala-Azar charakteristisch.

Die **Diagnose einer Malariaendemie** und Feststellung des
„Malaria-Index" einer Bevölkerung oder größeren Anzahl von
Leuten (Truppen, Schiffsbesatzungen) gründet sich natürlich in
erster Linie auf Blutuntersuchungen. Oft erweisen sich dabei (bei
Anwendung der Dicken-Tropfenmethode [s. S. 97 und 101]) auch
scheinbar ganz gesunde Leute als Träger mehr oder weniger zahlreicher Parasiten (Gameten oder auch Agamonten). Auch bei
früheren Malarikern oder Malariagefährdeten (insbesondere Truppen usw.) sind die ersten 2—3 Jahre solche Massenuntersuchungen
— insbesondere zu Beginn der „Malaria-Saison-Zeiten" — etwa
halbjährlich vorzunehmen, die durch systematische Behandlung
der ermittelten Parasitenträger sowohl Rückfälle der Einzelper-
son wie Ausbreitung der Malaria verhindern.

Eine wesentliche Unterstützung zur Feststellung des „Malaria-Index" in Ländern mit endemischen Herden bildet die
Untersuchung der Milz bei Jugendlichen (etwa bis zum
15. Lebensjahre). Insbesondere, wo es zu Massenuntersuchungen
des Blutes an Zeit oder Personal mangelt, genügt oft der „Milz-
Index" (d. h. die Zahl geschwollener Milzen) mit Feststellung von
Anämie (blasse, fahle Hautfarbe) und anderer oben angegebener
Symptome chronischer und larvierter Formen, um den Grad der
endemischen Malaria zu bewerten, dementsprechend insbesondere
die Kinder zu behandeln und Maßnahmen gegen die Überträger
zu treffen. Für Truppen müssen Orte mit hohem Milz-Index zur
Unterkunft vermieden werden.

Die **Prognose der Malaria** kann bei allen Formen, wenn man
nicht gerade Moribunde in Behandlung bekommt, als gut bezeichnet werden, wenn die Diagnose sofort gestellt und eine gründliche und zweckmäßige Behandlung alsbald begonnen wird. Dies
gilt auch von der Malariakachexie, wenn sie nicht zu weit
vorgeschritten ist, selbst bei Graden von Blutarmut und Blut-
degeneration, in denen Megaloblasten im Blut erscheinen.

Behandlung der Malaria.

Chininbehandlung. Die Malaria gehört zu den wenigen Krankheiten, gegen die wir im Besitze eines spezifischen Heilmittels sind. Das ist das **Chinin.** Aber obwohl uns diese Wirkung des aus der Rinde des Chinabaumes gewonnenen Alkaloids schon seit Jahrhunderten bekannt ist, sind wir über die Art der Malariawirkung des Chinins noch durchaus nicht genügend aufgeklärt. Meist nimmt man an, daß Chinin die Malariaparasiten im Körper unmittelbar schädigt und abtötet und bezieht sich dabei auf die zuerst von **Binz** begonnenen, später von v. **Prowazek** fortgesetzten und vertieften Beobachtungen, nach denen Chinin sich als ein starkes Protozoengift bei Versuchen im Reagenzglase erwiesen hat.

Indessen zeigt sich diese Giftwirkung doch erst bei sehr viel stärkeren Chininkonzentrationen als sie bei der Chininbehandlung der Malaria in Betracht kommen. Das gilt besonders für die Abtötung der Malariaparasiten selbst, wenn man Chinin auf parasitenhaltiges Blut, das dem Körper entnommen ist, einwirken läßt. Man kann dann eine Schädigung und Abtötung der Parasiten erst in Konzentrationen beobachten, die für den Menschen giftig sind. Auch wäre es nicht einzusehen, warum Chinin, wenn seiner Malariawirkung die ihm zukommende Giftigkeit gegen Protozoen im allgemeinen zugrunde läge, im Körper nur allein die Malariaparasiten nicht aber andere Blutprotozoen, wie Trypanosomen, Piroplasmen abtötet, da es sich im Reagenzglas gegen diese Protozoen ebenso giftig wie gegen Malariaparasiten erweist.

Auch die oft beschriebenen und namentlich bei Tertianparasiten regelmäßig nach Einverleibung von Chinin bei Kranken zu beobachtenden „Chininformen“ der Malariaparasiten, sind nicht notwendig auf direkte Parasitenschädigung und Abtötung zurückzuführen, sie können auch durch indirekte Chininwirkung erklärt werden. Sie stellen sich als zerrissene Parasiten dar, bei denen das Protoplasma in einzelne zusammenhanglose Fetzen aufgelöst ist, und auch oft der Kern isoliert davon gelagert erscheint.

Aber auch dafür, wie wir uns eine **indirekte** Chininwirkung vorzustellen haben, fehlen uns vorläufig sichere Grundlagen. Vielleicht verursacht das Chinin, das in die roten Blutkörper eindringt, dort geringfügige Veränderungen, so daß sie den Parasiten nicht mehr als Nährboden dienen können (Morgenroth). Wir wissen auch noch nicht, ob wir dem Alkaloid selber oder einem erst im Körper gebildeten Abbauprodukt davon die Malariawirkung zuschreiben müssen. Aus diesem Grunde sind auch alle Versuche eine vermehrte oder verminderte Chininausscheidung im Harn in Verbindung mit einer schlechteren Wirkung auf die Parasiten zu bringen, noch nicht berechtigt, um so weniger, als exakte quantitative Nachprüfungen die angebliche Verminderung einer Chininausscheidung im Harn bei sogen. Chininresistenz nicht bestätigt haben.

Trotz dieser Unkenntnis stehen einige auf langer Erfahrung gegründete Tatsachen so fest, daß wir darauf eine rationelle Methode der Chininbehandlung der Malaria aufbauen können. Diese Tatsachen sind folgende:

Die Chininbehandlung der Malaria ist keine Therapia magna sterilisans, auch nicht bei noch so großen und lange fortgesetzten Chiningaben. Rückfälle sind auch dabei unvermeidlich.

Die Malariaparasiten sind in ihren verschiedenen Entwicklungsstadien nicht in gleicher Weise empfänglich für die Chininwirkung. Am empfindlichsten sind die jüngsten Formen.

Die Gameten sind am widerstandsfähigsten. Sie werden im Körper durch Chinin nicht merkbar beeinflußt.

Bei länger fortgesetztem täglichen Gebrauch großer Chinindosen tritt eine Abstumpfung der Malariawirkung des Chinins und daneben oft auch eine Überempfindlichkeit gegen das Mittel ein, die sich im Auftreten von ungewöhnlichen Nebenwirkungen äußert, wie man sie sonst nur bei Chininidiosynkrasie beobachten kann.

Hieraus ergeben sich folgende praktischen Anwendungen:

Große Chiningaben haben in der Regel keinen Vorzug vor mittleren Gaben. Die mittlere Dosis Chinin für einen Erwachsenen beträgt 1 g. Für kleine Kinder bis zu einem Jahre 0,1 g, bis zu 10 Jahren von 0,1 mit dem Alter steigend bis 0,75 g Chinin. Kinder können übrigens Chinin verhältnismäßig gut vertragen. Da Tabletten und Oblaten von kleinen Kindern nicht hinuntergeschluckt werden können, empfiehlt sich Chininlösung oder Chininschokolade (mit Chin. tannicum).

Chinin muß gerade in der Zeit, in der die jüngsten Parasiten entstehen und am reichlichsten vorhanden sind, d. h. bei Beginn eines Anfalls, vor und im Schüttelfrost und unmittelbar nachher in genügenden Mengen im Körper vorhanden sein.

Fieberrückfälle lassen sich auch durch große und länger fortgesetzte Chiningaben nicht ganz ausschalten und unter Umständen sogar nicht einmal hinauszögern. Es ist vergebliche Mühe, bei Gametenträgern die Gameten durch große, lange fortgesetzte Chiningaben zerstören zu wollen.

Die Chinindarreichung darf nicht zu lange ununterbrochen fortgesetzt, sondern muß durch Pausen unterbrochen werden, um die Abstumpfung der Chininwirkung zu vermeiden.

Die alte Regel, Chinin in gehöriger Dosis 4—6 Stunden vor einem neuen zu erwartenden Anfall zu geben, war durchaus richtig, aber die Anfälle treffen nicht immer zur berechneten Zeit ein, sie postponieren und anteponieren. Hat man das Chinin zu früh gegeben, so ist gerade zu der Zeit, wo es wirken soll, nämlich im Beginn des neuen Anfalls, vielleicht ein zu großer Teil davon schon abgebaut oder ausgeschieden. Gibt man das Mittel zu spät, so ist, wenn es am kräftigsten wirken sollte, vielleicht noch nicht genügend davon resorbiert. Es ist deshalb sicherer, das Mittel nicht in einer größeren Einzelgabe, sondern in mehreren kleineren, auf längere Zeit verteilten Gaben rechtzeitig vorher zu geben und damit schon im Anfang der fieberfreien Pause, besser noch im vorhergehenden Anfall zu beginnen. Setzt man diese Teilgaben noch mehrere Tage fort, so kann man sicher sein, daß gerade immer zur richtigen Zeit die erforderliche Menge von Chinin im Körper ist. Diese Chininkur in verteilten Gaben ist seit 12 Jahren im Hamburger Tropeninstitut erprobt und unter dem Namen „Chininkur nach Nocht“ vielfach eingeführt worden.

Bei der Tropika sind die fieberfreien Pausen oft so kurz, daß es gar nicht möglich ist, die erforderliche Chininmenge in Teilgaben in der fieberfreien Zwischenzeit zu geben. Daher ist der alte Rat bei Tropika, das Chinin schon im Fieberabfall zu geben, durchaus richtig (Plehn). Aber auch damit kommt man oft zu spät. Da kleine Chiningaben auch mitten im Fieberanfall meist gut vertragen werden, so ist die Hauptsache, daß ohne Rücksicht auf das Fieber möglichst bald mit der Chinintherapie begonnen wird; denn je früher eine Chininkur begonnen wird, desto weniger wird der Körper durch wiederholte Anfälle geschädigt. Da bei jeder Parasitenteilung auch neue Gameten entstehen, so wird der Körper durch wiederholte Anfälle auch immer mehr mit Gameten angereichert. Je früher die Anfälle durch Chinin bekämpft und beschränkt werden, desto geringer wird die Zahl der Gameten und auch die Zahl der noch zu erwartenden Rückfälle.

Da Rezidive nicht zu verhindern sind und trotz der größten und möglichst lange fortgegebenen Chinindosen sich immer wieder einzustellen pflegen, wird man sich fragen müssen, ob es denn überhaupt einen Zweck hat, die Chininbehandlung, nachdem das Fieber verschwunden ist, noch länger als einige wenige Tage fortzusetzen. In der Tat empfehlen jetzt französische Autoren auf Grund ihrer Erfahrungen mit der sehr hartnäckigen, mazedonischen Malaria, nur die einzelnen Anfälle und Rückfälle zu behandeln, in der Zwischenzeit aber das Chinin ganz auszusetzen. Hiervon ist aber abzuraten, da sich die Kranken bei solcher kurzen Chininbehandlung nicht vollständig erholen — klinisch betrachtet —, namentlich längere Zeit blutarm bleiben und Rückfälle sehr oft schneller eintreten und auch leichter einen schwereren Charakter annehmen als nach längerer Chininbehandlung. Aber auch das andere Extrem ist bedenklich. Auch eine zu lange fortgesetzte Chininbehandlung schützt nicht vor Rückfällem, sie schädigt den Körper und vermag eine derartige Abstumpfung der Chininwirkung herbeizuführen, daß oft mitten aus einer solchen täglichen, lange fortgesetzten Chininbehandlung heraus, auch wenn und vielleicht gerade weil große Chinindosen angewandt wurden, Rückfälle, die dann gegen Chinin recht hartnäckig sich erweisen, auftreten. Man hat bei solchen Beobachtungen viel von einer „Chininresistenz" der betreffenden Malariastämme gesprochen. Das ist unserer Ansicht nach nicht richtig. Die echte Arzneifestigkeit von pathogenen Protozoen, z. B. die Arsenfestigkeit der Trypanosomen — hier ist ja der Begriff der Arzneifestigkeit von Ehrlich geprägt worden — ist, wenn sie einmal erworben wurde, eine dauernde. Die „Chininfestigkeit" der Malariaparasiten verliert sich aber regelmäßig bald wieder, wenn das Chinin ausgesetzt wurde.

Das Nachlassen der Chininwirkung bei lange fortgesetzten großen Dosen beruht auch nicht auf schlechter Chininausscheidung. Diese von Teichmann für die Abstumpfung der Chininwirkung zuerst gegebene Erklärung war auf eine Methode des Chininnachweises im Harn gegründet, die für quantitative Bestimmungen nicht brauchbar ist. Die mit dem sogenannten Chininreagens (Kaliumquecksilberjodid) angestellte Prüfung des Urins auf ausgeschiedenes Chinin ist nur qualitativ zu verwerten (s. S. 68). Die stärkere oder geringere Trübung hängt nicht bloß von der ausgeschiedenen Chininmenge, sondern auch von dem Kochsalzgehalt, der Konzentration des Urins und noch anderen Umständen ab. Fast bei allen Menschen kann man ferner große Schwankungen an einem und demselben Tage in der Chininaus-

scheidung beobachten. Auch die gesamte tägliche Ausscheidung
— bei Prüfung der gesamten Tagesmenge des Urins — unterliegt
großen Schwankungen. So muß man also für die quantitative
Prüfung der Chininausscheidung nicht nur besonders feine und
umständliche Methoden anwenden, sondern auch seine Beobachtungen immer über längere Zeiträume fortsetzen. Unter solchen Umständen zeigt sich, daß die Chininausscheidung zwar hin
und her schwankt, aber auch nach längerem Chiningebrauch nicht

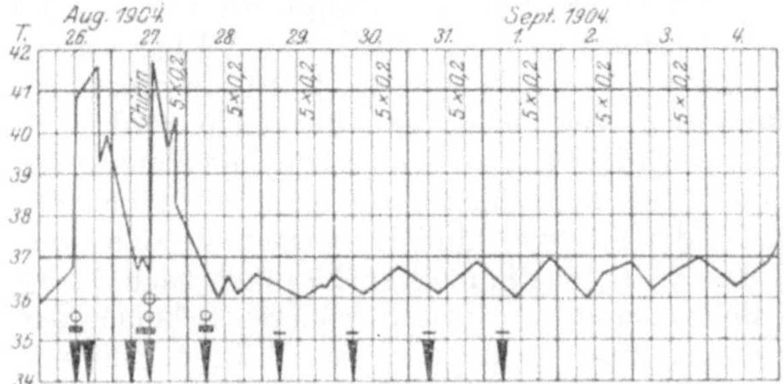

Abb. 9. Prompte Chininwirkung (bei Tertiana).

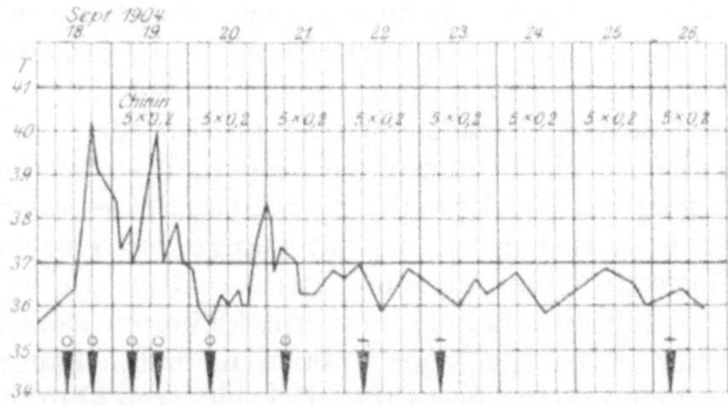

Abb. 10. Verzögerte Chininwirkung (bei Tropica).

nachläßt. Übrigens wissen wir nicht, wie oben bereits erwähnt,
ob gerade das ausgeschiedene Chinin eine antiparasitäre Wirkung
ausgeübt hat.

Wenn man die Abstumpfung der Wirkung des Chinins vermeiden will, aber die Chininbehandlung doch auch so gestalten
möchte, daß Rezidive nicht zu bald wiederauftreten und die
Patienten sich möglichst bald und möglichst vollständig erholen,
muß man eine Behandlung mit Pausen durchführen.

Das allgemeine jetzt von uns dabei beobachtete Schema dafür ist folgendes: Wir beginnen sobald als möglich mit der Chininbehandlung und ohne Rücksicht darauf, ob noch Fieber vorhanden ist. Es ist bedenklich, erst die fieberfreie Zeit abzuwarten. Um die Chininwirkung möglichst zu verlängern und die Nebenwirkungen möglichst zu verringern, wird die Tagesdosis (meist 1 g Chinin) in Einzeldosen auf den Tag verteilt. Ob man dabei die Gesamtmenge in 5 oder 4 oder 3 Einzeldosen gibt, ist gleichgültig. Weitere Aufteilungen, etwa in 10 Einzeldosen, sind unbequem und haben keine Vorteile. So wird das Chinin während der Fieberzeit und nach dem letzten Fiebertage noch etwa 5 Tage weitergegeben, dann folgt eine 4 tägige Pause, der sich 3 Chinintage, in der das Chinin in derselben Weise wie oben verabreicht wird, anschließen. In dieser Weise wird fortan zwischen 4 tägigen Pausen und 3 Chinintagen (das sind dann immer die gleichen Wochentage) abgewechselt, bis der Kranke, klinisch betrachtet, sich vollkommen erholt hat. Das trifft für die meisten Kranken nach 6—8 wöchiger derartiger Behandlung zu. Unser früheres Schema, das zuerst 6—8 Chinintage, dann 2 Tage Pause, 3 Tage Chinin, 3 Tage Pause, 3 Tage Chinin und so fort bis zu 5 tägigen Pausen und dann jeden sechsten und siebenten Tag je 1 g Chinin für 6—8 Wochen vorsah, haben wir aus praktischen Gründen geändert.

Es hat dann zunächst keinen Zweck, die Chininbehandlung noch weiter fortzusetzen, man warte damit bis zum nächsten, auch bei fortgesetzter Chininbehandlung meist unausbleiblichen Rezidiv, bei dem dann dasselbe Schema wieder anzuwenden ist.

Es muß aber durchaus empfohlen werden, diese Art der Pausenbehandlung nur als praktisch erprobtes Schema, nicht als starre Regel zu nehmen. Es kann angezeigt erscheinen, daß man bei sehr geschwächten Personen, insbesondere wo die Gefahr des Schwarzwasserfiebers naheliegt, erst mit kleineren Dosen beginnt, daß man ferner bei hartnäckiger Malaria die ersten Pausen kürzer, die Chininperioden länger gestaltet. Bei schweren akuten Formen, namentlich bei Tropikainfektion, unter Umständen aber auch bei Tertiana und Quartana, kann es erforderlich sein, in den ersten 2—3 Tagen größere Tagesmengen von Chinin, 2 selbst 3 g zu geben. Eine längere Fortsetzung solch großer Dosen halten wir aber, wie wiederholt gesagt, für unnötig und schädlich.

Der eine von uns (Nocht) hatte Gelegenheit, recht zahlreiche, mit lange fortgesetzten Tagesgaben von 2—3 g Chinin behandelte Malariafälle auf einem Kriegsschauplatz zu sehen, hat aber durchaus den Eindruck erhalten, daß Rückfälle dadurch nicht

verhütet werden, im Gegenteil, mitten in der Chininkur erst recht
häufig Ringe und Fieber sich zeigten. Auch unsere eigenen Beobachtungen bei Pausenbehandlung mit fortgesetzten 2 g-Dosen
haben das bestätigt. Wir haben in hartnäckigen Fällen von einer
Verkürzung der Pausen — auf 1—2 Tage — namentlich in der
ersten Zeit der Behandlung mehr Nutzen gesehen, als von der
Erhöhung der Chinindosen.

Zu welchen Tageszeiten die einzelnen Chiningaben genommen
werden, darauf kommt es nicht so sehr an. Dasselbe gilt für die
Mahlzeiten, da Chinin von einem einigermaßen guten Magen, auch
wenn es zugleich mit einer reichlichen Mahlzeit eingenommen
wird oder nach einer solchen, gut resorbiert wird. Im allgemeinen
empfiehlt es sich, während der Zeit, wo der Kranke zu Bett liegt,
die Einzelgaben gleichmäßig auf den Tag in der Weise zu verteilen, daß sie nicht in einen leeren Magen kommen. Bei Leuten,
die nicht mehr bettlägerig sind, sondern sich schon beschäftigen
können, ist es zweckmäßig, nur etwa die Hälfte der Einzelgaben
vor und während der Arbeitszeit einnehmen zu lassen. Die zweite
Hälfte wird erst am Abend genommen. So wird die Chininwirkung während der Arbeitszeit möglichst gemindert.

Art der Verabreichung des Chinins. Wegen des bitteren Ge-
schmacks der meisten Chininpräparate wird das Chinin bei innerlicher Verabreichung meist in Oblaten, Kapseln oder Tabletten gegeben. In den Tropen war es früher sehr beliebt, das Mittel in
Zigarettenpapier eingewickelt zu nehmen. In der Tat hatten dabei
die Kranken sehr wenig unter den gewöhnlichen, etwas belästigenden
Nebenwirkungen des Chinins und unter seinem bittern Geschmack
zu leiden, aber man konnte auch häufig beobachten, daß die
Chininpäckchen unversehrt mit dem Stuhlgang abgingen. Auch
die Kapseln, Tabletten, Pillen usw. müssen geprüft werden, ob
das darin enthaltene Chinin im Magen und Darm den Verdauungs-
säften leicht zugänglich ist. Das wird der Fall sein, wenn die
Präparate im Wasser leicht zu feinen Bröckchen oder Pulver
zerfallen, während man annehmen darf, daß die Tabletten usw.,
die stundenlang im Wasser liegen können, ohne zu zerfallen, auch
den Darm unangegriffen passieren. Bei Präparaten, die lange aufbewahrt werden müssen, muß diese Prüfung öfter wiederholt
werden, da sie sich unter Umständen durch lange Aufbewahrung
verhärten können. Dagegen brauchen die Präparate nicht leicht
löslich in Wasser zu sein. Die Chininbase z. B. ist fast wasser-
unlöslich und doch ein wirksames Chininpräparat.

Auch möchten wir raten, das Medikament (Kapseln, Tabletten),
namentlich bei dauernd ungenügender Heilwirkung, durch einen

Chemiker auf die richtige Menge prüfen zu lassen; es sind uns
nämlich verschiedentlich Präparate vorgelegt worden, deren
Chiningehalt bedeutend geringer war als angegeben.

Das am meisten angewandte Chininpräparat ist das salz-
saure Chinin (Chininum hydrochloricum). Von den gang-
baren Chininpräparaten enthält es in gleichen Teilen das meiste
Chinin. Im übrigen steht z. B. die Wirkung des schwefelsauren
Salzes[1]) der des salzsauren Chinins in keiner Weise nach. Auch
das Chinin. bisulfuric. wird von manchen Autoren gelobt. Ebenso
gut aufgenommen wie die Chininsalze wird die reine Chininbase, die ihrer fast völligen Unlöslichkeit wegen nur sehr wenig
bitter schmeckt. Geschmacklos ist auch das Chininum tannicum, das aber wegen des großen Molekulargewichtes der Gerb-
säure in entsprechend größeren Mengen gegeben werden muß,
zudem wird es nur sehr langsam und wahrscheinlich auch nicht
immer vollständig resorbiert. Es wird vielfach in Form von Chinin-
Schokolade in der Kinderpraxis benutzt. Von Chininderivaten
sind bisher das Euchinin (der Äthylkohlensäureester des
Chinins), das Insipin (Sulfat des Chinindiglykolsäureesters) und
das Dihydrochininum hydrochloricum als wirksam erprobt. Von Euchinin und Insipin sind 1,5—2 g so wirksam wie
1 g Chininum hydrochloricum. Das Dihydrochininum hydrochloricum übertrifft aber noch das Chininum hydrochloricum an
Wirkung (0,6 g = 0,8 — 1 g Chinin. hydrochl.). Das Optochin
(Aethylhydrocupreinum hydrochloricum) wirkt nicht besser als
Chinin, ist aber wegen seiner Nebenwirkungen gefährlich und kann
für die Malariabehandlung entbehrt werden. Von den mit dem
Chinin in der Chinarinde zusammen vorkommenden andern Al-
kaloiden ist das Chinidin (auch Conchinin genannt), die rechts-
drehende Stereoisomere des Chinins, ihm an Wirkung gleich.

In allen Fällen, in denen die Resorption des Chinins bei innerlicher Darreichung nicht sicher erscheint, muß das Chinin intramuskulär oder intravenös gegeben werden. Dies gilt nicht
bloß für die schweren Fieber, in denen Somnolenz, Bewußtlosig-
keit oder Erbrechen oder sonst schwerer Allgemeinzustand die
Aufnahme des Chinins in Frage stellen, sondern auch für Fälle
von Magenkatarrh, Darmkatarrh, Ruhr und ruhrartigen
Erkrankungen. Bei empfindlichen Menschen macht Chinin
selbst nicht selten Durchfall, auch in diesen Fällen ist, wenn es
auf sichere und genügende Chininwirkung ankommt, das Chinin

---

[1]) 1 g Chininum hydrochloricum hat denselben Chiningehalt wie
1,12 g Chininum sulfuricum und wie 2,55 g Chininum tannicum.

durch Einspritzung einzuverleiben. Bei **subkutaner** Einführung tritt die Chininwirkung meist verhältnismäßig spät und oft unvollständig ein, die intramuskuläre oder intravenöse Einverleibung ist ihr **unter allen Umständen** vorzuziehen.

Die zu den Einspritzungen verwandten Chininlösungen müssen das Mittel in ganz leichtlöslicher Form enthalten, da es sich sonst im Körpergewebe leicht abscheidet, als Ablagerung liegenbleibt, das Gewebe infiltriert und abgesehen von der Wirkungslosigkeit gegenüber der Malaria zu langdauernden, schmerzhaften Infiltrationen, ja zu Nekrosen auch bei aseptischer Anwendung führen kann. Bei uns hat sich bei diesen Einspritzungen das **Urethanchinin** (Chininum hydrochloricum 10 g, Aqu. dest. 18 g, Äthylurethan 5 g) am besten bewährt. Eine solche Lösung nimmt bei Zimmertemperatur gerade ein Volum von 30 ccm ein und enthält demnach, in zugeschmolzene Glasröhrchen zu 1,5 ccm eingefüllt, in jeder solchen Ampulle 0,5 g Chinin. Für die Praxis empfiehlt es sich, jede Ampulle etwas stärker, z. B. mit 1,6 ccm der Lösung anzufüllen, damit man sicher 1,5 ccm in seine Spritze hineinsaugen kann. In der Kälte fällt ein Teil des Chinins aus der Lösung in spitzen Nadeln aus. Man muß daher in der kalten Jahreszeit sich die Ampullen genau ansehen und die, die Trübungen, durch Salznadeln verursacht, aufweisen, leicht anwärmen, ehe man die Lösung benutzt. Die ersten Einspritzungen — und meist sind ja nur wenige Einspritzungen nötig, da das Chinin nach dem Abklingen der stürmischen Fiebererscheinungen fast stets weiter innerlich gegeben werden und nur bei dauernden Darmstörungen eine fortgesetzte intramuskuläre Behandlung nötig werden kann — werden am besten in das obere äußere Viertel der Gesäßhälften gemacht. Muskeln und Nerven müssen dabei entspannt sein. Von größter Wichtigkeit ist zuverlässig keimfreies Arbeiten, da sonst bei der Neigung des Chinins zu Ablagerungen und Infiltrationen böse Abszesse, Nekrosen, ja selbst Allgemeininfektionen (Tetanus, Sepsis) vorkommen können und tatsächlich nicht so ganz selten beobachtet sind. Meist wird es genügen, für den Tag 2—3 Spritzen à 0,5 Chinin während der ersten Tage zu geben, dann kann man in den meisten Fällen zur innerlichen Verabreichung übergehen.

Wo es auf eine besonders schnelle Chininwirkung ankommt, muß die Einspritzung **in die Blutbahn** vorgenommen werden. Das ist namentlich angezeigt bei allen perniziösen Fiebern. Man wende aber in diesen Fällen die Chininurethanlösung nur verdünnt an. Entweder, indem man den Inhalt einer Ampulle mit 0,5 g Chinin zu 10—20 ccm 0,9 proz. Kochsalzlösung in der Spritze zufügt, oder, wenn man gleichzeitig die Herzkraft heben will, dieselbe Menge von Chinin in 120—200 ccm Kochsalzlösung einspritzt. Mehr als ein halbes Gramm Chinin sollte intravenös nicht auf einmal eingespritzt werden, sonst kann man recht unangenehme Kollapse erleben. Meist genügt auch diese Chininmenge, oft schon 0,3, um den Zustand augenblicklich günstig zu beeinflussen. Daneben empfiehlt es sich, stets gleichzeitig 0,5—1 g Chinin intramuskulär zu verabfolgen. Natürlich aber muß die intravenöseEinspritzung,wenn bedrohlicheErscheinungen wiederkehren, wiederholt werden. Sind sie vorüber, kann die gewöhnliche Chininbehandlung (innerlich oder intramuskulär) wieder Platz greifen.

Anstatt des Urethans wird im Auslande, namentlich bei den Franzosen, neuerdings vielfach Antipyrin als gutes Lösungsmittel bei den Einspritzungen verwandt. Laveran gibt dafür folgendes Rezept: Chinin. hydrochloricum 0,5, Antipyrin 0,3, Aqua dest. 4,0. Vor dem Chininurethan wurde besonders Chininum bimuriaticum carbamidatum in Ampullen von 0,6 bzw. 1,1 empfohlen; doch kommt es bei diesem Präparat manchmal zu einer Zersetzung des Harnstoffes mit Kohlensäurebildung und Chininausfällung. (Knall beim Öffnen der Ampullen.) Gegen einwandfreie Lösungen dieser Verbindung, besonders in größerer Verdünnung, ist natürlich nichts einzuwenden.

In den allermeisten Fällen fällt das Fieber nach genügender Chininwirkung an dem zweiten Chinintage zur Norm ab, sehr viel seltener erst am 3. Tage. Bei der Tropika stellt sich mitunter nach dem Abfall noch eine kurzdauernde Temperaturerhöhung ein, über deren Deutung (Toxinwirkung durch die massenhaft zugrunde gegangenen Parasiten oder abgeschwächter neuer Anfall) man verschiedener Ansicht ist (s. Abb. 9 u. 10 S. 29). Mit dem Fieber verschwinden auch die ungeschlechtlichen Malariaformen meist vollständig aus dem peripheren Blut, in einzelnen Fällen geht es allerdings damit etwas langsamer. Nur bei Quartana kann man manchmal noch längere Zeit trotz des Chinins Agamonten im peripheren Blute antreffen. Am Ende der 4 tägigen Chininpausen zeigen sich bei allen 3 Malariaformen gelegentlich noch junge Parasiten; bei 5- bis 6 tägigen Pausen ist das noch häufiger zu beobachten, auch ohne daß dann sofort wieder Fieber dazutritt. (Verhalten der Gameten s. S. 100.)

Die Temperatur muß bei unserer Therapie spätestens nach den ersten 5 Chinintagen zunächst für längere Zeit auch in den Pausen endgültig normal bleiben und darf auch nicht kleine subfebrile Steigerungen zeigen. Leichte subnormale Temperaturen sind im Anfang, namentlich nach schweren Fiebern, nicht selten und haben keine besondere schlechtere Prognose oder sonstige

Bedeutung. Erhebt sich die Temperatur aber noch in den Chinintagen oder den ersten Pausen wieder bald auch nur zu kleinen subfebrilen Zacken, so haben wir es entweder mit einer Fehldiagnose oder mit einer Komplikation oder mit Chininabstumpfung nach langem Mißbrauch des Mittels zu tun und es ist vergebliche und schädliche Mühe, dann die Temperaturherabsetzung durch Steigerung der Chinindosen erzwingen zu wollen. Natürlich kann — bei Rezidiven — auch Chininüberempfindlichkeit, paradoxes Chininfieber (s. unten), wenn die Leute vor dem Rezidiv, das man gerade in Behandlung genommen hat, anderweitig schon längere Zeit mit Chinin behandelt waren, in Frage kommen. Hierauf sind u. a. auch die neuerdings von verschiedenen Autoren (Werner, Roß u. Thomson) beschriebenen Pseudorezidive — so genannt, weil nie Schizonten dabei gefunden wurden —, die sich im Laufe der Chininbehandlung gelegentlich zeigen, zurückzuführen, vorausgesetzt, daß keine Komplikationen dabei im Spiele sind. In solchen Fällen raten wir zum zeitweiligen Aussetzen des Chinins, auch wenn die sonst angezeigte 6—8 wöchige Chininnachbehandlung — Pausenbehandlung — noch nicht zu Ende ist. Solche Patienten lasse man mindestens 14 Tage mit Chinin ganz in Ruhe. Bleiben sie während dieser Zeit frei von Malariafieber, d. h. von Fieber, bei dem auch Parasiten gefunden werden, so brauchen sie außer Roborantien, Eisen, Arsen u. dgl. gar keine Medikamente. Bekommen sie aber bald ein richtiges Rezidiv, so ist dies zweckmäßig mit Salvarsan, Neosalvarsan oder Arsalyt zu behandeln.

Ähnlich wird man mit chininabgestumpften Patienten, d. h. solchen, bei denen sich trotz längerer Chininkur immer wieder Agamonten zeigen, verfahren. Wer in solchen Fällen eine Malariawirkung des Chinins mit größeren Dosen erzwingen will, wird nur Enttäuschungen, ja Verschlimmerungen erleben.

Nur in ganz vereinzelten Fällen haben wir allerdings Leute getroffen, meist große, robuste Männer, deren Malaria von vornherein auf die gewöhnliche Dosis von 1 g Chinin, auch wenn ungenügende Resorption ausgeschlossen war, nicht genügend beeinflußt wurde. In solchen Fällen muß und kann man ohne Bedenken die tägliche Chiningabe dauernd vergrößern.

Chinin-Nebenwirkungen. Die bekannten, fast bei allen Menschen besonders an den ersten Chinintagen eintretenden leichteren Chininnebenwirkungen (Nausea, Ohrensausen, leichter Schwindel) brauchen die Behandlung nicht zu stören, ja man kann im Gegenteil sagen, daß, wo sie fehlen, auch die Malariawirkung des Chinins in Frage gestellt ist. Von größerer Bedeutung sind schwerere Chininnebenwirkungen, wie sie bei Leuten auftreten, die entweder von vornherein eine Chininidiosynkrasie haben oder durch Chininmißbrauch überempfindlich gegen Chinin geworden sind. Die Erscheinungen sind in beiden Fällen ungefähr dieselben, die auslösenden Chiningaben aber individuell ganz verschieden. Es gibt Leute mit Chininidiosynkrasie oder erworbener Überempfindlichkeit, die schon nach ganz kleinen Chinindosen (0,05—0,1 g) Hautausschläge bekommen, die sich von leichter Rötung, scharlachähnlichem Exanthem, Urtikaria bis zu Bläschen-Eruptionen, nässenden Ekzemen und umfangreichen, entzündlichen Hautinfiltrationen, allgemeinen Ödemen steigern können. Andere bekommen Hautblutungen (Purpura haemorrhagica) oder Blutungen aus der Nase, dem Munde, auch Darmblutungen, die in einzelnen Fällen zum Tode geführt haben. Auch Temperaturerhöhungen nach Chinin sind bei solchen Leuten nicht selten, entweder allein auftretend, oder mit Hauterscheinungen verbunden (paradoxes Chininfieber). Diese Erscheinungen können sich mit, aber auch ohne Malariainfektion entwickeln. Bei einem Malariker stellten sich regelmäßig nach einer Chiningabe Vermehrung der Malariaparasiten und Fieber ein. Idiosynkrasie von vornherein ist selten. Die erworbene Überempfindlichkeit aber ist verhältnismäßig häufig zu beobachten, besonders, wenn Chinin in Gaben von 1 g und mehr lange Zeit täglich ohne Pausen gegeben wurde. Nicht selten haben wir es dann mit einem Zusammentreffen von mangelnder Malariawirkung des Chinins und erworbener Chininüberempfindlichkeit zu tun und man muß namentlich bei Temperaturerhöhungen, die unter solchen Umständen auftreten, in der Deutung vorsichtig sein. Oft schwinden diese hartnäckig immer wieder auftretenden „chininresistenten Malariafieber" sofort, wenn man das Chinin aussetzt.

Die erworbene Überempfindlichkeit ist meist hartnäckiger als die bloße Abstumpfung, es gelingt aber oft, sie durch längeres Aussetzen des Mittels, Wiederbeginn mit kleinen Dosen und allmähliches Gewöhnen an größere nach und nach zu überwinden. Die Frage, inwieweit das Zustandekommen der Überempfindlichkeit, insbesondere die hämorrhagische Diathese, die sich nach Chininmißbrauch häufig einstellt, durch eine daneben und trotz des Chinins weiter bestehende Malariainfektion begünstigt wird, ist noch nicht genügend geklärt. Es scheint aber, als ob in einzelnen Fällen die Neigung zu Blutungen nach Chinin durch die Malaria allein, ohne daß Chininmißbrauch vorausgegangen ist, erzeugt werden kann. Umgekehrt sind auch schwere, selbst tödliche Blutungen nach Chinin, ohne daß dabei eine Malaria in Frage kam, beobachtet worden.

Im Gegensatz zu Optochin macht das Chinin nur sehr selten
Sehstörungen. Sie treten meist erst nach längerem Mißbrauch
großer Dosen auf, setzen meist plötzlich ein, betreffen meist beide
Augen und sind oft mit Taubheit und andern Gehörstörungen
verbunden. Mit den als Folge einer Malariainfektion gelegentlich
auftretenden Sehstörungen sind sie nicht leicht zu verwechseln.
Diese entwickeln sich im allgemeinen nur bei Malariakachexien,
wo also eher zu wenig, als zu viel Chinin gegeben wurde. Meist
entwickelt sich hierbei die Sehstörung allmählich, trifft nicht notwendig beide Augen, ist nicht mit Taubheit verbunden und steigert
sich meist nicht bis zum gänzlichen Verlust des Sehvermögens.
Nur bei Netzhautblutungen, wie sie bei schwer anämischen Ma-
lariapatienten gelegentlich eintreten, tritt die Abschwächung und
der Verlust des Sehvermögens plötzlich ein.

Bei den durch Chinin bewirkten Sehstörungen muß das Chinin
natürlich sofort ausgesetzt werden. Ist aber Malaria die Ursache
der Sehstörung, so wird die Prognose um so besser, je gründlicher
bei aller Vorsicht die Chininbehandlung der Malaria betrieben wird.
Bei Amaurosen durch Chininwirkung ist die Prognose schlecht,
da sich dabei im Gefolge fast regelmäßig Atrophie der Sehnerven
ausbildet. Die Prognose der Malariaamblyopie ist in der Regel gut.

Schwere andauernde Hörstörungen sind unserer Erfahrung
nach nur selten und nur in Fällen, in denen Chinin in sehr viel
größeren Mengen, als sie zur rationellen Behandlung einer Malaria
erforderlich sind, längere Zeit genommen wurde, zu beobachten.
Aber oft werden Schwerhörigkeit und Gehörleiden durch Chinin vorübergehend fühlbarer und oft wird unter solchen Umständen ihre
allmähliche Verschlimmerung, auch wenn sie vielleicht ohne Chinin
eingetreten wäre, dem Mittel allzugern zur Last gelegt. Gegen die
gewöhnliche Belästigung durch Ohrensausen empfiehlt Ziemann,
Bromkalium in gleicher Dosis und zugleich mit Chinin zu geben.

So bilden unserer Erfahrung nach Gehörleiden im allgemeinen
keine Kontraindikation gegen die Anwendung des Chinins bei
Malaria. Dasselbe gilt von Nierenreizungen, Albuminurie
und Nephritis, auch hämorrhagischer, die sogar nicht selten — ein
Zeichen, daß sie durch Malaria bedingt waren — nach Chinin
verschwinden oder sich wenigstens bessern. Ausgeschlossen sind
natürlich die Fälle, wo die Nierenreizung oder Hämaturie durch
Chininmißbrauch entstanden sind. Auch Herzschwäche ist keine
Kontraindikation gegen die Chininbehandlung der Malaria (aber
keine großen Dosen auf einmal geben!) So bleiben als Kontraindikation im allgemeinen nur Idiosynkrasie und erworbene Überempfindlichkeit und Disposition zu Schwarzwasserfieber.

Arsenikalien sind als gute Hilfstruppen bei der Behandlung der Malaria zu betrachten und als solche von größtem Wert. Namentlich wird die allgemeine Schwäche und Blutarmut dadurch sehr günstig beeinflußt. In vielen Fällen empfiehlt es sich, sofort die **Chininbehandlung mit einer Arsenkur zu verbinden.** Außer innerlicher Behandlung haben sich Subkutanbehandlung mit Natrium kakodylicum (Einzelgabe 0,05 g in Ampulle), Solarson (Ampulle Stärke 1 = 0,003 freies Arsen) und anderen derartigen Präparaten bewährt. Von beiden Mitteln genügen gewöhnlich 12 Einspritzungen, bei starker Blutarmut mehr und größere Einzelgaben (z. B. Solarson Stärke 2 = 0,006 freies Arsen oder 2 Ampullen Natrium kakodylicum).

Salvarsan, Neosalvarsan und **Arsalyt** haben die anfangs in sie gesetzten Hoffnungen auf starke **spezifische** Wirkung gegen die Malaria nicht erfüllt. Jedenfalls stehen sie dem Chinin darin erheblich nach. Am besten wirken sie beim Tertianfieber, am unzuverlässigsten bei der Tropikainfektion. Sie wirken nur im akuten Stadium der Malaria; in der fieber- und parasitenfreien Zeit einverleibt, vermögen sie Rezidive weder hinauszuzögern, geschweige zu verhüten, im Gegenteil haben wir und andere mehrmals durch Salvarsaneinspritzungen Malariaanfälle auslösen können. Dagegen sind sie natürlich bei chininabgestumpften oder überempfindlichen Patienten von größtem Werte (vgl. o.). Mehr als 2—3 Einspritzungen kleiner Dosen (0,3—0,45 g) in 6- bis 8 tägigen Zwischenräumen sind meist nicht erforderlich. Nur intravenöse Injektionen sind von genügend zuverlässiger Wirkung. Auch zu der oben geschilderten **Kombinationstherapie** kann Salvarsan usw. zweckmäßig verwandt werden.

In jedem Falle raten wir, an Salvarsankuren eine Chininnachbehandlung anzuschließen, jedenfalls zu versuchen. Bei Überempfindlichen muß man dann mit kleinen und kleinsten Chiningaben beginnen und ganz allmählich steigen. Nur in Ausnahmefällen erweist sich erworbene Überempfindlichkeit hiergegen ganz abweisend. (Näheres siehe unter „Schwarzwasserfieber".)

Die Ansicht, daß die „Chininfestigkeit" der Malariaparasiten durch Arsenikalien, insbesondere durch Salvarsan „gebrochen" werde, beruht auf der Beobachtung, daß nach Salvarsaneinspritzungen in der Tat die vorher vorhandene Abstumpfung der Chininwirkung verschwindet. Aber es ist unserer Ansicht nach ein voreiliger Schluß, wenn man meint, daß das Salvarsan daran schuld sei. Die Abstumpfung der Chininwirkung verschwindet von selbst nach längerem Aussetzen des Chinins und das geschieht auch dann, wenn man in der Zwischenzeit Salvarsan angewandt hat. Die Zeit ist es, die die „Chininfestigkeit" der Malariaparasiten bricht, nicht die Salvarsanwirkung.

Fieberrückfälle — das kann gar nicht oft genug betont werden — sind bei jeder Chininbehandlung, wie überhaupt bei jeder bisher bekannten Malariabehandlung unvermeidlich. Das beruht hauptsächlich auf der Unempfindlichkeit der Gameten gegen jede Art medikamentöser Einwirkung. Jeder Rückfall ist wie ein frischer Malariafall zu behandeln. Aber, wenn sie leicht verlaufen, können sie oft ambulant mit nur wenige Tage währender Arbeitsunterbrechung — natürlich aber mit wochenlanger Nachbehandlung — behandelt werden.

Methylenblau wirkt langsamer und unsicherer als Chinin. Am besten noch bei Quartana. Man gibt es wie Chinin in mehreren kleinen Einzeldosen zu 0,1—0,2 g über den Tag verteilt bis zur Tagesgabe von 1 g 8 Tage lang und dann mit Pausen genau wie Chinin. Die Kranken müssen auf Blaufärbung von Harn und Stuhl hingewiesen werden. Gleichzeitig müssen täglich, um unangenehmen Harndrang zu vermeiden, einige Messerspitzen geriebener Muskatnuß verabfolgt werden. Methylenblau ist nur da indiziert, wo Chinin nicht vertragen wird.

Urotropin, Koffein, Silberverbindungen (auch Methylenblausilber [Argochrom]) haben sich nicht bewährt, ebensowenig Antimonpräparate, die sonst gegen protozoische Blutinfektionen (z. B. gegen Kala-Azar und Trypanosomiasis) von guter Wirkung sind.

Noch andere, immer wieder als Malariaheilmittel empfohlene Medikamente hier auch nur kurz zu besprechen, würde zu weit führen. Einige wenige, mit solchen Mitteln „geheilte" Fälle beweisen nichts. Sehr oft schwindet das Fieber bei der Malaria ja auch ganz von selbst und kommt fürs erste nicht wieder. Wenn man nicht eine größere Anzahl von Fällen, die man mit dem zu prüfenden Mittel behandelte, derselben Anzahl gleichzeitiger Zugänge, die nach bisheriger Art behandelt wurden, gegenüberstellen kann, ist ein zuverlässiges Urteil nicht möglich. Daß man dabei nicht bloß den Temperaturgang zum Maßstab anlegen darf, sondern auch tägliche Blutkontrollen (dicke Tropfenpräparate) anstellen muß, ist selbstverständlich, geschieht aber vielfach nicht.

Röntgenstrahlen sind gegen Malariaparasiten ohne Erfolg. Milzschwellungen können dadurch zurückgebracht werden. Zu bedenken ist aber, daß bei den bisherigen, wenigen Versuchen mit Röntgenstrahlen gegen Malaria in einem Falle danach Schwarzwasserfieber aufgetreten ist.

Serumtherapie (Serum von Malariakranken und Rekonvaleszenten, Pferdeserum) ist mehrfach, aber ohne Erfolg versucht worden; neuerdings auch Eigenserum von Scheinert.

Symptomatische Mittel: In sehr vielen Fällen braucht man außer den die Krankheitsursache beseitigenden Mitteln (Chinin, Salvarsan) keine weitere Arznei für die Behandlung der Malaria. Wo das Bedürfnis vorliegt, neben der ätiologischen Therapie noch einzelne, besonders schwere oder besonders hartnäckige Symptome zu bekämpfen, kommen die allgemeinen Mittel, wie kühle Bäder, kalte Einpackungen oder Abreibungen, Kochsalzinfusionen und Eingießungen u. a. m. in Frage. Künstliche Beförderung des Schweißausbruches schafft nur vorübergehende Erleichterung. Bei starker Aufregung gewährt Morphium Beruhigung. Gegen das äußerst quälende Erbrechen, das allerdings, wenn die Kraft der Malariaanfälle erst gebrochen ist, meist von selbst aufhört, wird Jodtinktur (1 Tropfen auf ein Weinglas voll Wasser), Eisschlucken und vor allem Chloroform empfohlen. Ziemann wendet folgende Mischung an: Chloroform 10, Gummi arabic. 10 Zucker 20, in einem Mörser zerrieben und versetzt mit Aqua ad 200. Vor dem Gebrauche gut umzuschütteln. 1—2stündlich 1 Teelöffel bis zu einem Eßlöffel. Die Wirkung ist äußerst wohltätig. Wir haben aber das Mittel nur selten anzuwenden nötig gehabt, da wir auch in diesen Fällen immer sofort mit Chinin — evtl. in Form von Injektionen — vorgehen, und das Erbrechen mit dem Einsetzen der Chininwirkung von selbst aufhört. Gelegentlich haben sich ferner auch bei uns die von Ziemann für solche Fälle empfohlenen Magenausspülungen von großem Nutzen erwiesen.

Bei starker Anämie und daraus resultierender Herzschwäche sind subkutane Kochsalzinfusionen von großem Nutzen.

Als Getränke im Fieber gibt man Limonaden, kohlensaure Wässer, evtl. Sekt und andere Stimulantien. Der meist ganz daniederliegende Appetit hebt sich nach dem Aufhören der Fieberanfälle in der Regel von selbst, und es ist erstaunlich, welchen Appetit namentlich jüngere Individuen entwickeln und wie schnell die Blutneubildung, der Ernährungs- und Kräftezustand sich bessern können. Natürlich wird die Blutneubildung sehr durch eine zweckmäßige Eisen- und Arsentherapie befördert.

Bei Chininblutungen sahen wir von Coagulen (Kocher-Fonio) sehr gute Wirkung. Auch Kalziumpräparate und Gelatine kommen in Betracht.

Bei der Nachbehandlung hat sich eine Höhenkur im Mittelgebirge vielfach zur Hebung der allgemeinen Widerstandsfähigkeit des Körpers als günstig erwiesen. Orte mit schroffem Temperaturwechsel und viel Regen sind wegen Rückfallgefahr dabei zu ver-

meiden. Auch künstliche Höhensonne wirkt oft blutneu-
bildend und kräftigend.

Wann ist ein Malariakranker als „geheilt" anzusehen?
Kranke, die sich — klinisch betrachtet — gut erholt haben, bei
denen die Malariaparasiten — abgesehen von Gameten — aus
dem Blut verschwunden sind und auch das sonstige Blutbild so
ziemlich normal geworden ist, kann man aus dem Krankenhaus
entlassen und die Chininkur draußen fortsetzen lassen. Alle Einwirkungen, die Rezidive hervorrufen können, sind noch lange
Zeit sorgfältig zu vermeiden, namentlich Erkältungen, Durchnässungen, große Anstrengungen, Märsche, Diätfehler, Alkohol-
exzesse usw. Auch eine noch so lange fortgesetzte Chininkur
schützt nicht mit Sicherheit vor Rezidiven. Es ist u. a. auch nicht
richtig gehandelt, wenn man die Heilung durch sogenannte Pro-
vokationskuren beschleunigen wollte. Man versteht darunter
Methoden (s. u. a. S. 17 u. 23), die durch absichtliche Störungen
des körperlichen Gleichgewichtes eine Rückbildung etwa noch
vorhandener Gameten, eine Ausschwemmung der Parasiten aus
ihren Schlupfwinkeln ins peripherische Blut und das Auftreten
typischer Rückfälle verursachen sollen. Wer bürgt dafür, daß
man dadurch sämtliche, im Körper schlummernde Gameten zur
Rückbildung in die agamogene Entwicklung veranlaßt und sie so
der Chininwirkung zugängig macht? Es können genug davon un-
gestört bleiben und sich bei jedem neu hervorgerufenen Rezidiv
auch neue Gameten bilden. So ist es durchaus nicht wahrscheinlich, daß man die Zeit, in der noch Rückfälle erwartet werden
können, durch Provokationseingriffe abkürzt; sicher verlängert
man aber dadurch die Zeit, in der die Kranken in ärztlicher Behandlung und unter Chininwirkung bleiben müssen.

Wir können deshalb diese Provokationseingriffe, solange keine
umfangreichen, günstigen Erfahrungen — denn Einzelfälle beweisen gar nichts — vorliegen, nur zu diagnostischen Zwek-
ken empfehlen, z. B. wo es sich darum handelt, zu entscheiden,
ob jemand, der behauptet, noch an Malaria zu leiden, mangels
anderen Befundes noch als krank anzusehen ist. Aber auch dabei
wird, wie oben (S. 23) erwähnt, nur ein positives Ergebnis der
Provokationskur zu verwerten sein, ein negatives wird nichts
besagen. Milzduschen, heiße Umschläge auf die Milzgegend, Heißluftbäder, Holzhacken, Bestrahlungen mit ultraviolettem Licht
(Reinhard) und dgl. harmlosere Methoden sind dabei unserer
Ansicht nach allen mehr eingreifenden Verfahren, wie z. B. den
Injektionen steriler Milch, Pferdeserum, Typhusimpfstoff usw.
vorzuziehen.

Schwarzwasserfieber.

Wir nennen Schwarzwasserfieber — englisch Blackwater
fever, französisch fièvre bilieuse hémoglobinurique — ein im Gefolge der Malaria gelegentlich auftretendes Krankheitsbild, das
durch die plötzliche Auflösung großer Mengen von roten Blutkörperchen zustande kommt. Seine Hauptsymptome sind: Hämoglobinurie, Fieber, meist mit starkem Schüttelfrost begin-
nend, akute Leber- und Milzschwellung, häufig mit kolik-
artigen Schmerzen verbunden, Ikterus, Herzschwäche, ra-
sche Verarmung des Blutes an roten Blutkörperchen.

Klinik: Wir können dabei verschiedene Formen unterscheiden:

1. Die leichtere Form. Der Urin ist nur kirschsuppenfarben
oder noch weniger rot gefärbt, wird in reichlicher Menge gelassen.
Die Hämoglobinausscheidung hört bald wieder auf. Alle anderen
Symptome sind nur in leichtem Grade vorhanden. Fieber fehlt
manchmal ganz.

2. Die schwere Form. Urin dunkelrot bis schwarz, wird nur
in sehr geringen Mengen entleert; schließlich versagt die Urin-
ausscheidung ganz. Hohes Fieber, mit heftigem Schüttelfrost be-
ginnend, andauerndes Erbrechen, kolikartige Leibschmerzen, ra-
pide zunehmende Anämie, Ikterus, Herzschwäche, Singultus.
Die Prognose dieser Form ist schlecht.

3. Die nicht voll ausgebildete Form. Hämolyse ohne
Hämoglobinurie. Der Urin enthält sehr reichliche Mengen von
Urobilin und Urobilinogen, mitunter auch Eiweiß. Fieber, Ikterus, geringe Blutarmut. Auch manche Fälle von para-
doxem Chininfieber gehören hierher.

4. Die larvierte „hämorrhagische" Form. Statt hämolytischer Vorgänge Hämorrhagien. Hautblutungen, Darm-, Ma-
gen-, Lungen-, Nieren- und Schleimhautblutungen, die in schweren
Fällen unstillbar sind und zum Tode führen. Von den verschiedenen, schon bei den früheren Kapiteln beschriebenen hämor-
rhagischen Zuständen (die z. T. natürlich nicht hierher gehören,
insbesondere die erworbene Chininüberempfindlichkeit), die bei
der Malaria und ihrer Behandlung auftreten, müssen wir zu
dieser Form diejenigen rechnen, die in seltenen Fällen im Gefolge
einer durch Malaria entstandenen Disposition plötzlich durch

Chinin ausgelöst werden. Da man bei Tieren durch dieselben hämolytischen Blutgifte sowohl Hämolyse mit Hämoglobinurie, wie auch schwere Hämorrhagien erzeugen kann, je nachdem man ihnen die Milz beläßt (Hämolyse) oder vorher exstirpiert (Hämorrhagien), so darf man annehmen, daß die unter gewissen Umständen nach Chinin bei Malaria‘eintretende, bald hämolytische, bald hämorrhagische Wirkung zusammengehören und daß ihre Ausbildung nach der einen oder anderen Richtung vom Zustande der Milz abhängt. Wir haben kürzlich einen Malariakranken beobachtet, der nach Chinin erst Hämoglobinurie, einige Monate später Haut- und Schleimhautblutungen bekam.

Namentlich die leichteren Formen des Schwarzwasserfiebers haben in ihren Symptomen eine vollkommene Ähnlichkeit mit der paroxysmalen Hämoglobinurie, die bei den dazu Disponierten — oft liegt dieser Disposition Lues zugrunde — anfallsweise durch Kälteeinwirkungen oder Muskelanstrengungen ausgelöst wird. Bei Schwarzwasserfieber spielen diese Einwirkungen ebenfalls eine Rolle, aber sie genügen allein nicht zum Auslösen eines Schwarzwasserfieberanfalls, sie begünstigen aber unter Umständen seine Entstehung und den Grad seiner Ausbildung.

Entstehung: Schwarzwasserfieber ist eine toxische Hämolyse, die bei Kranken mit chronischer Malaria, die unter uns noch unbekannten Umständen in eine hämolytische Bereitschaft geraten sind, durch medikamentöse Eingriffe verschiedener Art, am häufigsten durch Chinin (aber auch z. B. durch Antipyrin, Salipyrin, Phenazetin, Methylenblau, Salvarsan, Bestrahlung der Milz mit Röntgenstrahlen u. a. m.) hervorgerufen wird. Bei Leuten, bei denen die Malaria diese besondere Art der Disposition geschaffen hat, wirken also die genannten, sonst harmlosen Mittel und wahrscheinlich noch andere als toxische Blutgifte.

Daß es die Malaria ist, die diese Bereitschaft herbeiführt, ist durch ungezählte Beobachtungen bewiesen und schon lange bekannt. Diese Bereitschaft entsteht in schwer mit Malaria verseuchten Gegenden häufiger als in anderen Malariagebieten, am meisten wurde sie beobachtet im tropischen Afrika, nicht ganz so oft in den weiten, tropischen und subtropischen Gebieten Asiens, im wärmeren Teile Amerikas, in den Mittelmeerländern — Kleinasien, Palästina, Nordafrika, Sizilien, Italien, Griechenland usw.—, in sporadischen Fällen aber auch gelegentlich bei Kranken, die in nördlicheren Gegenden Europas Malaria erworben hatten. Auch kann sich die Disposition bei allen Menschenrassen ausbilden.

Längerer Aufenthalt in wärmeren Gegenden ist nicht notwendig zum Erwerb der Bereitschaft. In unserem Institut ist

ein Fall beobachtet und von Otto beschrieben, bei dem die Malaria
in Krakau erworben war und die Disposition in Hamburg sich
ausgebildet hatte. Unserer Ansicht nach sind deshalb auch die
Betrachtungen über den Einfluß der Tropensonne auf die Entstehung der Bereitschaft (Hintze) hinfällig. Nicht der Aufenthalt unter der tropischen Sonne, sondern die in den Tropen größere Verbreitung schwerer Malaria dürfte es sein, die die Bereitschaft begünstigt.

Eine von vornherein bestehende, individuelle Disposition
scheint nicht erforderlich zu sein, sonst würde eine gleichmäßigere
Verteilung der Fälle bei den Europäern in den verschiedenen
Tropengegenden zu beobachten sein, sie treten aber örtlich und
zeitlich ganz unregelmäßig auf.

Auch ist darüber noch nichts bekannt, ob die Lebensweise und
Kost zur Entstehung der Bereitschaft beiträgt.

Einige Forscher haben besondere Erreger der Krankheit beschrieben, das waren aber irrtümliche Beobachtungen. Andere
Forscher (Manson) haben Mischinfektionen (z. B. mit Piroplasmen) zur Erklärung der Disposition heranziehen wollen.
Noch andere suchten nach Besonderheiten der übertragenden
Mücken. Für die Annahme von Mischinfektionen fehlt aber jede
sichere Unterlage. Und sonderbar wäre es, wenn — chemische —
mit dem Mückenstich übertragene Einflüsse regelmäßig erst,
nachdem mindestens Monate danach vergangen sind, zur Wirkung
kommen würden.

Dagegen scheint es nicht ausgeschlossen, daß bestimmte
Stämme der Malariaparasiten die Disposition begünstigen können. Auf die Infektion mit einer der drei Arten von Malariaparasiten ist das Schwarzwasserfieber nicht beschränkt. Allerdings
kommt es am häufigsten bei der Tropikainfektion zur Ausbildung,
aber es sind auch nicht wenige Fälle im Gefolge von Tertiana- und
Quartanainfektion beobachtet worden. Der oben erwähnte, von
Otto beschriebene Fall war eine Quartanainfektion. Es ist aber
denkbar, daß bei allen drei Arten von Malariaparasiten gelegentlich
Stämme vorkommen, die eine die Hämolyse besonders begünsti-
gende Wirkungskomponente besitzen, wie man das ja auch bei
gewissen Bakterienstämmen beobachtet. Zu beweisen wäre diese
Vermutung durch Übertragung von Parasiten Schwarzwasser-
fieberkranker auf eine Anzahl anderer Menschen und Beobachtung
des Verlaufs dieser Infektionen unter den Bedingungen, die er-
fahrungsgemäß die Ausbildung der hämolytischen Bereitschaft
begünstigen.

Es gehört nämlich zur Entstehung der Bereitschaft fast in

allen Fällen eine längere Dauer der Infektion und eine Vernachlässigung der Behandlung. Meist haben die Malariakranken, die schließlich unter einem Schwarzwasserfieberanfall niederbrechen, schon viele Monate an der Infektion gelitten. Nur sehr wenige Fälle haben wir beobachtet, bei denen die Infektion erst 4—6 Wochen alt war. In der Regel handelt es sich um Kranke, die wenig und ganz unregelmäßig Chinin genommen haben, meist immer nur soviel als nötig war, um den einzelnen Anfall notdürftig zu unterdrücken. Hieraus erklärt sich auch die in den Tropen vielfach verbreitete Scheu vor dem Einnehmen von Chinin noch während eines Fieberanfalls. „Dabei bekomme man leicht Schwarzwasserfieber." Die Kranken, die ihre Malaria vernachlässigen, nehmen ihr Chinin nur, wenn sie mal wieder Fieber bekommen und so bricht auch, nachdem sie durch die lange Dauer und Vernachlässigung der Malaria die Schwarzwasserfieberdisposition erworben haben, die Hämoglobinurie bei diesen Leuten, wenn sie im Malariaanfall Chinin genommen haben, aus. Aber es ist durch anderweite, einwandfreie Beobachtungen genügend festgestellt, daß Chinin bei Disponierten auch außerhalb der Anfallzeit Schwarzwasserfieber verursacht und daß zum Auslösen der Chininhämolyse nicht einmal die Anwesenheit von Parasiten im peripheren Blut gehört.

Auch längerer, wenn auch unregelmäßiger und unzweckmäßiger Chiningebrauch ist nicht notwendig zur Ausbildung der Disposition. In dem schon mehrfach erwähnten, von Otto beschriebenen Fall z. B. war die Diagnose der Quartana erst nach mehrere Monate langem Bestehen der Infektion gestellt worden. Der Kranke hatte deshalb zwar allerlei andere Medikamente, aber kein Chinin erhalten. Bei den ersten Chiningaben brach das Schwarzwasserfieber aus.

Ebensowenig als wir über die äußeren Verhältnisse, die zur Schwarzwasserfieberbereitschaft führen, wissen, sind wir über die inneren Vorgänge bei dieser Hämolyse unterrichtet.

Hierüber hat der eine von uns (Nocht) schon im Jahre 1905/06 eingehende und umfassende Untersuchungen angestellt, die er in den Verhandlungen des Kolonialkongresses 1906 bekanntgegeben hat[1]). Spätere Untersuchungen, insbesondere die der Engländer und Amerikaner (Barrat, Yorke u. a.) haben nichts wesentlich Neues dazu gebracht.

Am nächsten liegt natürlich die Vermutung, daß bei den

---

[1]) Unzweckmäßigerweise sind sie auch nur in den „Verhandlungen" dieses Kongresses veröffentlicht worden und in weiteren, medizinischen Kreisen nicht recht bekannt geworden.

Schwarzwasserfieberdisponierten die roten Blutkörperchen an Widerstandsfähigkeit verloren haben. Es zeigte sich aber schon bei den ersten von englischen Forschern angestellten Versuchen, daß jedenfalls die Widerstandsfähigkeit gegen Kochsalzlösung nicht·herabgesetzt, im Gegenteil bei einzelnen Kranken erhöht war. Auch gegenüber Chininlösungen — Chinin löst rote Blutkörperchen im Serum oder· in Kochsalzlösungen aufgeschwemmt bei längerer Einwirkung auf — erwies sich die Widerstandsfähigkeit roter Blutkörperchen von Schwarzwasserfieberdisponierten, weder nach dem Anfall, noch vor einem solchen irgendwie verändert (Nocht).

Ruge sprach die Vermutung aus, daß man die Schwarzwasserfieberdisponierten vielleicht daran erkennen könne, daß bei ihnen schon nach Einverleibung kleiner Dosen von Chinin basophile und polychromatophile rote Blutkörperchen in größeren Mengen produziert würden. Auch das hat sich nicht als zutreffend erwiesen. Nur so viel ist daran richtig, daß nach einem Schwarzwasserfieberanfall die Blutneubildung oft mit einem Schlage kritisch einsetzt und daß man dann plötzlich im Blut die basophilen, polychromatophilen Erythrozyten stark vermehrt, auch Normoblasten usw. findet. Diese Blutkrisen treten aber meist nicht vor Ablauf von 7—8 Tagen, oft erst später ein und sind ein Zeichen, daß der Kranke sich zu erholen beginnt. Von einer Chininwirkung kann aber dann keine Rede mehr sein.

Auch eine Abweichung im Eintritt eines Grades von Schädigung der·roten Blutkörperchen durch Chinin, die im Reagenzglas noch nicht zur Hämolyse führt, aber als Vorbereitung dazu dienen könnte, hat der eine von uns (Nocht) in dem Blut von·Schwarzwasserfieberdisponierten nicht nachweisen können. Mit dem Hämatokrit gemessen, war z. B. die Volumenänderung bestimmter Mengen von roten Blutkörperchen durch gleiche, geringe Chininmengen genau so groß beim Blut der Disponierten, wie bei dem gesunder Menschen.

Da bei jedem Malariaanfall größere Mengen von roten Blutkörperchen zugrunde gehen, deren Bestandteile mindestens zum Teil aufgelöst werden, so ist es wahrscheinlich, daß nach mehreren Fieberanfällen und nach längerer Dauer der Malariainfektion Autohämolysine im Körper in zunehmender Menge entstehen. Während diese Hämolysine nun für gewöhnlich nicht voll aktiviert sind und jedenfalls nicht soviel rote Blutkörperchen zerstören, daß es zu Hämoglobinurie und anderen Zeichen stärkerer hämolytischer Vorgänge kommt, so könnten sie doch durch besondere Einwirkungen zu vermehrter Tätigkeit angeregt oder durch eine neu zur vollen Wirksamkeit fehlende Komponente ergänzt werden. Diese sehr naheliegenden Vermutungen sind schon lange von verschiedenen Seiten geäußert worden und tauchen als neue Hypothesen immer wieder von neuem auf. Zum Teil hat man auch versucht, sie zu begründen, bisher aber nur mit negativem Ergebnis. Jedenfalls enthält, wie der eine von uns (Nocht) nachgewiesen hat, das Blutserum der Schwarzwasserfieberkranken und -disponierten weder im Anfall noch vor oder nach einem solchen Hämolysine oder überhaupt Körper, die durch Chinin direkt oder indirekt zu Hämolysinen vervollständigt oder aktiviert würden. Insoweit ist auch der Vorgang bei der Schwarzwasserhämoglobinurie als durchaus verschieden von dem Entstehen der Kältehämoglobinurie anzusehen, was wir einmal auch an parallelen und gekreuzten hämolytischen Versuchen mit dem Blutserum je eines Schwarzwasserfieberkranken und eines Kältehämoglobinurikers, die gleichzeitig in unserm Krankenhaus waren, erhärten konnten. Während das Blutserum des Kältehämoglobinurikers, nachdem es durch Abkühlung aktiviert war, auf die roten Blutkörperchen sowohl des Kältehämoglobinurikers wie des Schwarzwasserfieberkranken hämolytisch einwirkte, zeigte das Serum des Schwarzwasserfieberkranken weder bei Kälte, noch bei Chininzusatz irgendwelche Einwirkungen auf die eigenen Blutkörperchen oder die des andern Patienten. Auch die Vermutung von de Raadt, daß Chinin bei gewissen Individuen die Komplementbildung befördere und daß dies im Zusammenwirken mit Malariahämolysinen beim Schwarzwasserfieber hämoglobinurische Anfälle hervorrufe, konnte der eine von uns (Nocht) nicht bestätigen. Während de Raadt in Java Komplementvermehrung nach Chinineinnahme bei manchen Leuten, auch bei einigen malariainfizierten Kranken gefunden hat, konnte Nocht im Hamburg weder bei Malariakranken, noch bei Gesunden, noch bei chininüberempfindlichen Leuten eine solche Komplementvermehrung nach Chinin nachweisen; auch nicht bei einem Malariakranken, der nicht lange vor der Untersuchung an Schwarzwasserfieber gelitten hatte.

Somit wird anzunehmen sein, daß die hämolytischen Stoffe, die beim Schwarzwasserfieber wirksam sind, nicht im Blutserum zu finden, sondern in inneren Organen gebunden sind. Daß die Milz dabei eine große Rolle spielen wird, geht aus den schon oben erwähnten Versuchen von Joannovicz hervor, nach denen man bei Tieren durch Blutgifte (Toluylendiamin) nach Belieben Hämoglobinurie oder Hämorrhagien hervorrufen kann, je nachdem man den Tieren die Milz beläßt oder vorher herausgenommen hat.

Welche Rolle das Chinin oder andere schwarzwasserfieberauslösende
Körper bei den hämolytischen Vorgängen in den inneren Organen
beim Schwarzwasserfieber spielen, darüber können wir uns noch
keine genauere Vorstellung machen.

Neuerdings hat Matko interessante Beobachtungen über
Chininhämolyse im Reagenzglas veröffentlicht. Die Versuche
wurden mit roten Blutkörperchen angestellt, die in Urin suspen-
diert waren. Matko fand, daß in phosphatreichem Urin die
Chininhämolyse unter solchen Umständen ausbleibt, während
Phosphatarmut sie erleichtert. Matko hat diese Beobachtung
auch mit Erfolg therapeutisch verwertet (vgl. unten). Ob sie
aber zur ausreichenden Erklärung des Zustandekommens eines
Schwarzwasserfieberanfalls genügt, scheint uns doch sehr
zweifelhaft, insbesondere, da die Disposition zum Schwarzwasserfieber u. a. recht lange Zeit in gleichem Grade weiter-
bestehen kann (monatelang) und es doch sehr unwahrscheinlich
ist, daß etwa während der ganzen Dauer dieser Disposition ein
gleichmäßig phosphatarmer Urin als Zeichen von Phosphatmangel
im Körper entleert wird. Auch wäre noch nachzuprüfen, ob die
anderen Stoffe, die gleichwie Chinin bei vielen Patienten Schwarzwasserfieber auslösen können, sich bei wechselnden Phosphat-
mengen im Urin ebenso verhalten wie Chinin.

Bei der **Behandlung des Schwarzwasserfiebers** sind 3 Auf-
gaben zu unterscheiden, nämlich: 1. die Behandlung des
Schwarzwasserfieberanfalls, 2. die Behandlung der dabei bestehenden Malaria und 3. die Tilgung der Bereitschaft zur Blut-
auflösung.

1. In der **Behandlung des Schwarzwasserfieberanfalls** ist
schnelles Handeln und rascher Entschluß erforderlich. Vor
allem muß man bei Hämoglobinurikern an Malaria und Chininhämolyse denken und nachforschen, ob etwa vor dem Anfall
Chinin oder ein anderes hämolytisch wirkendes Mittel genommen
wurde. Hierüber machen die Patienten sehr oft oberflächliche
und unklare Angaben, bei denen man erst durch wiederholtes
kritisches Fragen feststellen kann, was daran wahr ist. So muß
z. B., wenn der Patient leugnet, Chinin in den letzten Tagen eingenommen zu haben, in jedem Falle danach geforscht werden, ob
er nicht etwa Chinineinspritzungen bekommen hat. Selbstverständlich muß jede weitere Einführung von Chinin sofort aufhören.
Dann muß der Kranke unbedingt ins Bett, auch bei leichten Anfällen, sonst verschlimmert sich die Lage. Es muß dem Patienten
viel Flüssigkeit zugeführt werden, namentlich leicht alkalische

Wässer, unter Umständen sind auch 0,9 proz. Kochsalzinfusionen unter die Haut oder intravenös erforderlich, teils um den drohenden Herzkollaps zu bekämpfen, teils um dem Versiegen der Urinsekretion vorzubeugen. Auch Tropfeinläufe haben sich dabei gut bewährt. Gegen Erbrechen wende man dieselben Mittel an, wie beim Erbrechen bei schwerer Malaria (Magenausspülungen, die oft ungeheure Mengen von Magenschleim zutage fördern, Jodtinktur, Chloroform-Gummimischung [s. S. 40]). In ganz schweren Fällen hat man, um die versiegende Urinsekretion wieder in Gang zu bringen, die Nephrotomie gemacht. Tatsächlich ist danach in einigen Fällen wieder Urin in größeren Mengen ausgeschieden worden; die Kranken sind aber doch noch gestorben. Gegen den Herzkollaps und die Folgen der schweren Blutverarmung die üblichen Exzitantien, Infusionen.

Das sonst hämolytische Vorgänge hemmende Cholesterin ist auch für die Behandlung von Schwarzwasserfieber empfohlen worden. Nach unseren Erfahrungen ist es aber ohne Wirkung; umgekehrt muß man sich bei Schwarzwasserfieberdisponierten vor der Anwendung sonst hämolytisch wirkender Mittel hüten. Es wurde einmal bei uns bei einem Schwarzwasserfieberrekonvaleszenten ein neuer Anfall dadurch ausgelöst, daß der Kranke ein Glyzerinstuhlzäpfchen bekam.

Seine oben erwähnten interessanten Beobachtungen über die lösunghemmende Wirkung phosphatreichen Urins hat Matko bisher zweimal therapeutisch mit Erfolg verwertet, indem er 2 Schwarzwasserfieberkranken im Anfall einige 100 Kubikzentimeter einer 2,5proz. Dinatriumphosphatlösung einspritzte. Danach wurde zunächst kein blutfarbstoffhaltender Urin mehr entleert, der Urin war schnell wieder normal geworden. Die Einspritzungen wurden, da der Urin bald wieder Beimischungen von Hämoglobin aufwies, ein zweites und auch ein drittes Mal mit gleichem Erfolge wiederholt, die Kranken wurden geheilt. Nachprüfungen sind dringend zu empfehlen. In zwei Fällen haben Rusznyák und Weil[1]) keinen zweifellosen Erfolg gesehen. Übrigens ist es auch sonst nichts Seltenes bei Schwarzwasserfieberkranken, daß zwischen hämoglobinhaltigen Urinportionen gelegentlich ganz normaler Urin entleert wird.

2. Die Behandlung der Malariaanfälle bei Schwarzwasserfieberkranken. Im allgemeinen bleiben die Kranken nach einem Schwarzwasserfieberanfall längere Zeit malariafrei; wahrscheinlich werden in einem solchen Anfall so viele Parasiten infolge der Hämolyse abgetötet, daß Malariafieber erst sehr spät wieder auftreten kann.

---

[1]) Wiener klin. Wochenschr. 1918, Nr. 31, S. 871.

In seltenen Fällen trifft das aber nicht zu. Schon während des Schwarzwasserfieberanfalles — was sonst nicht die Regel ist — sind Parasiten im Blut nachzuweisen, und sie bleiben auch nach dem Anfall im Blut, ja sie können sich vermehren und so kann in seltenen Fällen an einen Schwarzwasserfieberanfall ein Malariaanfall sich unmittelbar anschließen. Chinin darf man in solchen Fällen natürlich zunächst nur in ganz ganz kleinen Dosen, die den Malariaprozeß kaum beeinflussen, anwenden. Aber auch bei anderen gegen die Malaria empfohlenen Medikamenten, wie auch bei beliebiger allgemein antifebriler Behandlung muß man sehr vorsichtig sein, da viele solcher Mittel, allerdings nicht bei allen Schwarzwasserfieberdisponierten, aber doch hier und da Schwarzwasserfieber auslösen können. Das ist z. B., wie oben erwähnt, bei Methylenblau, Salvarsan, bei Antipyrin, Salipyrin, Phenazetin u. a. Mitteln beobachtet worden. Auch wurde Auslösung eines Schwarzwasserfieberanfalles bei einem Malariakranken durch Röntgenbestrahlung der Milz gesehen. Selbstverständlich gilt das auch von den Chininderivaten (Euchinin u. dgl.), die genau so wie Chinin wirken, wenn sie in entsprechenden Mengen gegeben werden. Auch das Chin. tannicum macht entgegen den anfänglichen Beobachtungen von Celli Schwarzwasserfieber. Nach der Darreichung von Methylenblau ist der Harn natürlich blau, auch wenn er Hämoglobin enthält. Nach längerem Stehen wird aber das Methylenblau in den unteren Schichten des Urins im Glase zerstört, der Urin bekommt dort Hämoglobinfarbe, nur die oberste Schicht bleibt in der Dicke von einigen Zentimetern blau. Wenn nach Methylenblau Ikterus auftritt und das Fieber nicht weichen will, der Patient dabei immer elender wird, muß man an solche hämolytische, durch Methylenblau ausgelöste Vorgänge denken.

Wenn die Schwellendosis (siehe unten) für die Auslösung des Schwarzwasserfieberanfalls hochliegt, kann man auch mit kleinsten Chinindosen gegen die Malariaanfälle vorgehen und sie damit auch schließlich zum Schwinden bringen. Im übrigen ist die höchste Vorsicht, ja absolute Enthaltsamkeit von Chinin geboten. Man hört immer wieder von Fällen, in denen große Chiningaben Heilung des Schwarzwasserfiebers und der Malaria gebracht haben sollen. Das ist in seltenen Einzelfällen wohl möglich und auch schon früher, z. B. in der Zeit, ehe Robert Koch zum ersten Male nach Ostafrika kam, beobachtet worden. Damals wurde nicht bloß die Malaria, sondern auch das Schwarzwasserfieber mit sehr großen Chiningaben behandelt und man hatte neben sehr vielen Mißerfolgen, die man der Schwere der hämolytischen

Vorgänge an sich zuschrieb, auch schon damals gelegentlich Erfolge mit Chinin. Das ist durchaus erklärlich in leichten Fällen von Schwarzwasserfieber, in denen die auslösende Schwellendosis von Chinin recht hoch, namentlich höher als 1 g liegt; in solchen Fällen kann man beobachten, daß später gegebene Dosen von 1 g Chinin kein Schwarzwasserfieber mehr hervorrufen, weil inzwischen Toleranz gegen diese Dosis eingetreten ist. Darauf beruht auch die gleich zu besprechende Chiningewöhnung und Heilung der Intoleranz gegen Chinin.

3. **Tilgung der Bereitschaft zu Schwarzwasserfieber.** Jeder Kranke, der nach Chinin und dgl. Schwarzwasserfieber bekommt, hat eine Schwellendosis, bei der ein Anfall ausgelöst wird. Geringere Mengen von Chinin machen dann kein Schwarzwasserfieber oder erzeugen höchstens unvollständige Anfälle (z. B. Fieber oder Ikterus mit vermehrter Urobilin- oder Urobilinogenausscheidung ohne Fieber). Chinindosen, die die Schwellendosis überschreiten, machen zunehmend schwerere Anfälle. So kann man aus der gegebenen Chinindosis in Verbindung mit der Schwere des Anfalles ungefähr auf die Höhe der Schwellendosis schließen. Sie kann sehr hoch (bei 2 g Chinin und höher), aber auch sehr niedrig liegen. Es sind Fälle beobachtet, wo schon 0,005 g Chinin einen Anfall von Schwarzwasserfieber hervorgerufen haben. Ist die Schwellendosis bekannt, so kann man mit der Sicherheit eines Experimentes durch Wiederholung oder Steigerung dieser Dosis nach Belieben zu jeder Zeit bei einem Disponierten einen neuen Anfall hervorrufen. Umgekehrt kann man von kleineren Gaben anfangend den Disponierten allmählich an größere Mengen Chinin gewöhnen und so, ohne daß Schwarzwasserfieberanfälle ausgelöst werden, die Schwellendosis überschreiten und den Kranken so weit bringen, daß er wieder die mittlere Menge (1,0 g Chinin) als Tagesgabe gut vertragen und deshalb eine gründliche Chininkur zur Tilgung seiner Malaria durchmachen kann. Es empfiehlt sich, mit einer solchen Gewöhnungskur erst zu beginnen, nachdem sich der Kranke von dem Schwarzwasserfieberanfall, der vorausgegangen ist, etwas erholt hat. Zu lange darf man aber auch nicht warten, weil sonst ein Malariarückfall auftreten kann, der die vorsichtige Durchführung einer Gewöhnungskur verhindert.

Jede Gewöhnungskur erfordert sorgfältigste, mehrmals am Tage vorzunehmende Temperaturmessung, sowie Untersuchung aller Urinentleerungen, wobei auf die Vorstufen des Hämoglobins im Urin, nämlich auf stark vermehrten Urobilin- oder Urobilinogengehalt, auch auf Albumen zu achten ist. Natürlich ist

4*

es auch hierbei, wie schon bei der Diagnose eines Schwarzwasserfieberanfalles erforderlich, sich durch chemische oder spektroskopische Untersuchung des Urins (siehe S. 69) zu vergewissern,
ob eine verdächtige rötliche oder blutrote Färbung des Urins wirklich durch gelöstes Hämoglobin bedingt ist. Geringerer
oder stärkerer, im Laufe einer Chininkur auftretender Ikterus
ist ebenfalls ein Zeichen von vermehrter Hämolyse.

Wo sich also bei einer solchen Kur Temperatursteigerung oder
Albuminurie oder starke Vermehrung der Urobilin- oder Urobilinogenausscheidung oder Ikterus zeigt, deutet das darauf hin,
daß man sich der Schwellendosis sehr stark genähert hat. Man muß
dann doppelt vorsichtig vorgehen.

Nach jeder Chiningabe muß ein chininfreier Tag eingeschaltet
werden, sonst weiß man nie, wie groß die Menge Chinin gewesen
ist, die im Körper gewirkt hat, und wie hoch die Toleranz gegen
Chinin wirklich schon gestiegen ist. Endlich besteht ein Unterschied in der Chininwirkung, je nachdem die Schwellendosis auf
einmal oder in Teildosen gegeben wird. Es kann z. B. jemand
$5 \times 0,2$ g Chinin schon gut vertragen, bekommt aber von 1 g Chinin
— auf einmal genommen — noch Schwarzwasserfieber.

Wenn man Grund zu der Vermutung hat, daß die Schwellendosis etwa bei 1 g liegt, so beginnt man zweckmäßig mit 0,1 g, bei
tieferliegender Schwellendosis mit kleineren Gaben, und steigt
jeden zweiten Tag um dieselbe Menge an. Bleiben Reaktionen —
Temperaturerhöhung, Urinbefunde, Ikterus — aus, so steigert
man die Chinindosen in derselben Weise weiter, bis sich zeigt,
daß der Patient 1 g Chinin wieder gut vertragen kann. Dann schließt
man eine regelmäßige Malariachininbehandlung an, wobei dann
auch Arsenikalien von großem Nutzen sind. Dagegen halten wir
es für im allgemeinen nicht richtig, in der Chiningewöhnungskur
selbst schon Arsenikalien zu geben. Sie werden natürlich die Blutneubildung auch hier begünstigen, können aber auch unter Umständen eine hämolytische Chininwirkung verstärken.

Zeigen sich Reaktionen (Temperatur, Urinveränderungen, Ikterus), so pausiere man einen weiteren Tag und gebe dann wieder
je nach der Stärke der Reaktion entweder eine geringere Dosis
Chinin als vorher oder dieselbe Menge noch einmal und steigere
erst weiter, wenn jede Reaktion ausbleibt.

Besser als weitere Beschreibungen erläutert die beifolgende
Kurve, bei der jede Überschreitung der Schwellendosis eine Temperaturerhöhung zur Folge hatte, den Gang einer solchen Chiningewöhnungskur.

Nunmehr wird es auch verständlich sein, warum bei sehr hoch-

liegender Schwellendosis und leichten Anfällen auch Chiningaben
von 1 g nichts schaden, sondern die Disposition zu heilen scheinen.
Hier liegt eben die Schwellendosis höher als 1 g. Aber niemals wird
solche Behandlung mehr als seltene Zufallserfolge aufweisen können.
Die Zahl der Mißerfolge und Todesfälle wird immer überwiegen.

In den meisten Fällen gelingen vorsichtige Chiningewöhnungs-
kuren ohne wesentliche Schwierigkeiten oder Verzögerungen. Es
gibt aber auch Fälle, bei denen es nicht gelingt, über die — dann

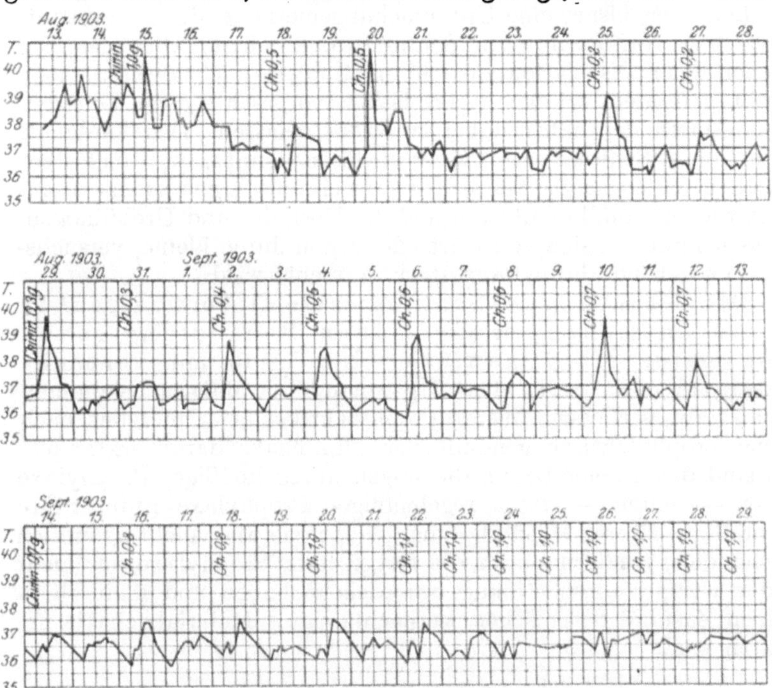

Abb. 11. Kurve einer Chiningewöhnungskur nach Schwarzwasserfieber.

meist sehr niedrigliegende — Schwellendosis ohne bedrohliche
Reaktionen oder einen ausgebildeten Anfall von Hämoglobinurie
hinwegzukommen. In solchen Fällen muß man eine längere
Pause — mehrere Wochen — einschieben und kann während dieser
Pause natürlich u. a. auch versuchen, den Patienten durch Ar-
senikalien (selbstverständlich ohne Chinin) zu fördern.

Während der Chiningewöhnungskur müssen die Kranken
strenge Bettruhe innehalten, weil sonst Muskelanstrengungen
ungünstig einwirken können.

Zwischen Chinininjektionen und Aufnahme des Chinins durch
den Mund kann natürlich in der hämolytischen Wirkung nur dem
Grade nach — je nach den resorbierten Chininmengen — nicht
aber in der hämolytischen Wirkung überhaupt ein Unterschied
bestehen. Die öfter noch zu findende Behauptung, daß Chinininjektionen unschädlich seien, weil Schwarzwasser nur nach innerlicher Darreichung von Chinin auftrete, ist falsch und kann ver-
hängnisvoll werden.

Leider ist bisher eine Untersuchungsmethode, die es gestattet,
vor dem Auftreten eines Schwarzwasserfieberanfalles das Bestehen einer Disposition zur Chininhämolyse nachzuweisen, noch
nicht gefunden worden. Alle bisher vorgeschlagenen Untersuchungsmethoden haben dabei im Stiche gelassen. Den Verdacht,
daß Chinin Schwarzwasserfieber auslösen könnte, muß man aber
in allen Fällen hegen, wo die Malaria chronisch geworden ist, immer wieder Anfälle auftreten und die Urobilin- und Urobilinogenausscheidung an sich vermehrt oder schon durch kleine, versuchs-
weise gegebene Chinindosen stark vermehrt wird.

Die Verhütung des Schwarzwasserfiebers besteht in
der gründlichen, sachgemäßen Behandlung schon
der ersten Malariaanfälle. Nur Leute mit vernachlässigter oder unregelmäßig behandelter Malaria bekommen
Schwarzwasserfieber. Wenn Prophylaktiker etwa plötzlich nach
einer prophylaktisch genommenen Chiningabe daran erkranken,
so sind dies immer Leute, die wegen unregelmäßiger Prophylaxe
oder — selten — trotz regelmäßiger Prophylaxe rudimentäre
Anfälle in öfterer Wiederholung gehabt, sie aber nicht gründlich
behandelt, sondern durch die fortgesetzte Prophylaxe nur mehr
oder weniger unvollständig unterdrückt haben und dadurch in
einen Zustand chronischer, vernachlässigter Malariakachexie geraten sind.

Pathologische Anatomie der Malaria[1]).

Bei Verdacht auf Malariatod müssen wir in erster Linie das Leichenblut auf Malariaparasiten untersuchen. Es ist daher wichtig zu wissen, daß die Malariaparasiten in diesem anders aussehen als im frischen Blut. Sie erscheinen morphologisch und färberisch verändert. Morphologisch erscheinen die Parasiten abgerundet als Scheibchen mit zentral gelagertem Chromatinkern in den Blutkörperchen, die Färbung erscheint dunkler, die des Protoplasmas undeutlich verwaschen.

Der Tod an Malaria selbst erfolgt fast ausschließlich bei Malaria tropica; die anderen Formen führen nur in sehr seltenen Fällen zum Tode. Die pathologisch-anatomischen Erscheinungen gleichen dann im wesentlichen den Hauptbefunden bei ersterer.

Makroskopisch erscheint beim akuten Malariatod am auffallendsten eine dunkle, ins Graue bzw. Schwarze gehende Verfärbung der Organe, die besonders deutlich in Gehirn, Milz, Leber und Fettgewebe ist.

Die Verfärbung wird verursacht durch das **Malariapigment**. Dies beim Verdauen des Hämoglobins in den Parasiten entstehende Produkt findet sich außer in diesen nur in Phagozyten des Blutes, der Gefäßwände und der blutbildenden Organe.

Das früher fälschlich als Melanin bzw. Malariamelanin bezeichnete Malariapigment ist dem Hämatin nahe verwandt oder mit ihm identisch. Es gibt — im Gegensatz zu Hämosiderin — keine positive Berlinerblau-Reaktion mit Ferrozyankalium, da es Eisen nur in organisch gebundener Form enthält. Es ist leicht löslich in Alkalien, aber in Äther, Chloroform, Säuren und zunächst auch in Alkohol unlöslich. Bei Eiterungsprozessen wird es nicht zerstört.

Andere differentialdiagnostisch in Frage kommende Pigmente seien im folgenden kurz angeführt:

---

[1]) Wir folgen im nachstehenden im wesentlichen den Vorlesungen des path. Anatomen am Tropeninstitut Herrn Dr. Rocha-Lima, namentlich seiner Zusammenstellung über die Pigmente.

Das Hämosiderin entsteht bekanntlich bei jeder Zerstörung von Blut und kommt daher in meist geringerer, aber wechselnder Menge neben Malariapigment auch bei Malaria vor; es deshalb als zweites Malariapigment zu bezeichnen, wie es früher oft geschah, ist falsch. Mikroskopisch erscheint es heller als das meist dunkle Malariapigment und gibt im Gegensatz zu diesem positive Berlinerblau-Reaktion. Man findet es in körniger Anordnung besonders in Leberzellen, Kupfferschen Sternzellen, Kapillarendothelien, Gefäßwandungen, Milz, Knochenmark, Pia mater, Nieren, Pankreas, selten auch in Leukozyten. — Ihm steht das eisenfreie, auch aus Blutzerfall hervorgehende Hämatoidin nahe.

Formalinpigment wird auch häufig mit Malariapigment verwechselt. Formol bildet nämlich mit dem aus den Blutkörperchen ausgelaugten Hämoglobin Niederschläge, die ebenfalls von Hämatin kaum zu unterscheiden sind. Diese bilden sich besonders in Phagozyten und Gefäßendothelien, was die Verwechselung mit Malariapigment begünstigt. Es ist daher bei zweifelhaften Malariafällen eine Fixierung in Formalin — oder wenigstens allein in Formalin — zu vermeiden; in einem unklaren Todesfalle unserer Beobachtung ist erst vor einiger Zeit aus dem Befund von Formalinpigment Malariaverdacht irrtümlich ausgesprochen worden.

Lipochrome sind autochthone Pigmente des Organismus, die den Lipoiden und Fetten nahestehen (Lipofuszin). Nach Schmaus-Herxheimer würden zu ihnen nur diejenigen Pigmente gehören, welche die Schwefelsäure-Jodkalireaktion geben, z. B. in der Leber und in Kupfferschen Zellen. Es finden sich aber im Körper viel häufiger Lipochrome, die zwar diese Reaktion nicht geben, sich aber mit Fettfarbstoffen, z. B. Nilblau färben. Physiologisch als braune Körnchen in den meisten drüsigen Organen vorhanden, findet man sie auch in den Kapillaren der Gehirnbasis und vor allem auch in den quergestreiften und glatten Muskelfasern. Besonders im Alter und bei Kachexie nehmen sie in den Muskeln stark zu, wo sie als Abnutzungspigment bei brauner Atrophie zu finden sind.

Das wirkliche Melanin und das ihm nahestehende, selten vorkommende Ochronosepigment, das in Haut, Knorpel, Nieren und anderen Organen auftreten kann, stellen aus Eiweiß entstehende Pigmente dar, die bei Malaria keine Rolle spielen. Auch das Anthrakosepigment, das im Gegensatz zu den echten Blutpigmenten (Hämosiderin und Hämatoidin) durch Schwefelsäure nicht zerstört wird, ist schon durch die Lokalisation kaum mit Malariapigment zu verwechseln.

Das **Gehirn** ist das zur Feststellung des Malariatodes wichtigste Organ. Durch Zerquetschen eines Stückchen Rindenpartie zwischen Deckglas und Objektträger findet man schon im frischen Präparat die gut zu verfolgenden Kapillaren mit pigmentierten Parasiten angefüllt, die meist Tropikateilungsformen entsprechen. (Siehe Tafel II, Abb. 38.) Schon bei schwacher Vergrößerung ist das leicht zu erkennen. Streicht man aus, fixiert und färbt nach Giemsa, so kann man die Einzelheiten der Parasiten sehr gut sehen (Tafel II, Abb. 39). Die pralle Ausfüllung der Kapillaren mit reifen Teilungsformen, die wohl durch eine gewisse Klebrigkeit zu erklären ist, führt zu Verlangsamung und Stockung des Kreislaufes in ihnen und daher zu den tödlich endenden Erscheinungen des Malariakomas. In den größeren Gefäßen findet man schon weniger Blutkörper mit Parasiten, und zwar hier diejenigen mit Teilungsformen im Gegensatz zu denen mit Ringen oder den parasitenfreien stets randständig gelagert.

Von eigentlichen Veränderungen des Zentralnervensystems sind im allgemeinen Hyperämie, kleine Hämorrhagien und Veränderungen der Ganglienzellen öfters beschrieben worden, aber sie gehören nicht zum konstanten Bild. Neuerdings beschreibt Dürck herdförmige Gliazellwucherungen vorzugsweise in der weißen Substanz. Er nimmt an, daß sie zweifellos durch die unmittelbare Einwirkung der Malariaparasiten auf das Gewebe hervorgebracht und den sog. infektiösen Granulomen zuzuzählen sind. Er nennt sie in seiner vorläufigen Mitteilung Malariagranulome und glaubt, daß diese der Jugendzustand multipler sklerotischer Herde sein können. Es bedarf einer Bestätigung der Dürckschen Befunde, zumal die ausführliche Arbeit noch nicht erschienen ist, an einem größeren Material, da es immerhin auffällig erschiene, wenn solche grobanatomischen Veränderungen als Allgemeinerscheinungen bei Malaria bisher den Pathologen entgangen sein sollten.

Die **Milz** zeigt bei frischen Fällen eine verminderte Konsistenz keine sehr hochgradigen Vergrößerungen, die Farbe der Pulpa ist dabei schwarz. Milzsinus und Pulpastränge sind stark mit Blut überfüllt. Bei chronischer Malaria nimmt Konsistenz und Vergrößerung mit dem Alter der Infektionen zu, und zwar durch Hyperplasie der Gewebselemente; die Milz erscheint dabei dunkelrot bis schokoladebraun. Mikroskopisch findet man parasitierte Blutkörperchen und zahlreiche große und kleine Phagozyten in den Sinus und der Milzpulpa.

Die **Leber** scheint je nach dem Pigmentgehalt schokoladebraun bis dunkelgrau; sie ist manchmal mäßig vergrößert. Mikro-

skopisch findet man außer parasitierten Erythrozyten Makrophagen mit Parasiten und Pigment in den Blutkapillaren, sie entstammen wohl in der Hauptsache phagozytierenden Endothelzellen
(K u p f f e rschen Sternzellen). Innerhalb der Leberzellen findet man
niemals Malariapigment, sondern nur Hämosiderin, Lipofuszin
und evtl. Gallepigment. Sekundäre Veränderungen in Form trüber
Schwellungen, Verfettung und degenerative Prozesse können vorkommen.

N e b e n n i e r e n - V e r ä n d e r u n g e n als Todesursache bei drei
Fällen perniziöser Malaria, und zwar Degenerationen und Nekrosen,
Hämorrhagien und Thrombosen der Kapselarterien beschrieben
P a i s s e a u und L e m a i r e[1]); F r a g a bestätigt den Befund in
zwei Fällen.

Die übrigen Organe bieten nichts Besonderes, nur finden sich
bei Tod nach akuter Malaria Hyperämien und kleine Hämorrhagien; im Knochenmark findet man zahlreiche Parasiten, vor
allem auch die Jugendstadien der Geschlechtsformen.

Pathologische Anatomie des Schwarzwasserfiebers.

Wenn der Tod durch schwere Malaria mit beginnendem
Schwarzwasserfieber verursacht ist, so überwiegt natürlich noch
das pathologisch-anatomische Bild der Malaria. Gewöhnlich ist
dies nicht der Fall, sondern es verschwinden während eines
Schwarzwasserfieberanfalles in der Regel die Parasiten, die im
Blut vernichtet werden.

Der Hauptkrankheitsprozeß spielt sich in den N i e r e n ab, in
denen man charakteristische Veränderungen findet. Sie erscheinen
groß, blutgefüllt mit mäßiger Rindenschwellung; die Streifung
der Pyramiden tritt dunkelrot hervor. Mikroskopisch wird das
Bild durch die Verstopfung der Harnkanälchen mit Hämoglobin-
und Eiweißmassen beherrscht. Die Körnung dieser Massen wird
allmählich gröber, so daß sie in den B o w m a nschen Kapseln
und den gewundenen Kanälchen erster Ordnung feinkörnig erscheinen, in den Schleifen grobkörnig sind, in den Schaltstücken
schollig und in den geraden Kanälchen und Sammelröhren grobschollige Massen darstellen. Dort tritt dies auch makroskopisch
in Form der dunkelroten Streifung der Pyramiden zutage. Diese
Hämoglobinmassen sehen im ungefärbten Schnitt bräunlich aus
und färben sich im Gegensatz zu nichthämoglobinhaltigen bei

---

[1]) Ref. Arch. f. Schiffs- u. Trop.-Hyg. Bd. 21, S. 300. 1917.

der Bendaschen Markscheidenfärbung olivblau. Die feinkörnigen Massen der oberen Partien geben auch die mikrochemische Eisenreaktion. — Außer Abplattung der Epithelien und mäßiger Erweiterung der Harnkanälchen findet man sonst keine charakteristischen Veränderungen. Malariaparasiten und Pigment fehlen in ausgesprochenen Schwarzwasserfällen meist in den Nieren.

Im übrigen beherrscht den Organbefund ein allgemeiner Ikterus. So erscheint die Leber vergrößert und ikterisch, die Milz, die der meist vorliegenden chronischen Malaria entsprechend vergrößert ist, erscheint dunkelbraun oder dunkelrot.

Kommt der Tod nach dem Abklingen des eigentlichen Schwarzwasserfieberanfalls infolge von andauernder Anämie mit mangelnder Blutneubildung zustande, so können alle diese Erscheinungen verschwunden und nur rein anämische festzustellen sein.

Chininprophylaxe.

Die Chininprophylaxe gegen die Malaria ist keine Prophylaxe in strengem Sinne, sondern eine Therapie, bei der man versucht, durch Chinin die in den Körper eingedrungenen Malariaparasiten immer alsbald wieder abzutöten, so daß sie sich nicht vermehren und Anfälle hervorrufen können. Es handelt sich also dabei nicht, wie manchmal angenommen wird, um eine Vorbehandlung (Präparierung des Körpers) gegen die Malaria durch Chinin und man braucht deshalb auch mit der Chininprophylaxe nicht früher zu beginnen, als bis eine Infektionsgefahr wirklich vorliegt.

Leider fehlen uns bisher experimentelle Feststellungen über die zweckmäßigste Art des Chininschutzes gegen die Malaria; sie wären aber leicht zu machen, indem man eine Anzahl von Menschen bei verschiedener Gestaltung des Chininschutzes absichtlich der Infektion und Reinfektion durch malariainfizierte Mücken aussetzt. Allerdings müßten solche Versuche immer zugleich an einer größeren Anzahl von Individuen angestellt werden, damit man durch Zufallsergebnisse nicht getäuscht wird. Vorläufig sind wir aber bei der Beurteilung des Wertes der verschiedenen üblichen Arten der Chininprophylaxe auf die praktischen Erfahrungen angewiesen, die man damit gemacht hat.

Wir können die verschiedenen üblichen Methoden in 2 Arten trennen, je nachdem das Chinin in regelmäßiger Wiederkehr nur an bestimmten Tagen, die von chininfreien Pausen unterbrochen sind, in größeren Gaben oder in täglichen kleineren Gaben genommen wird.

Bei der ersten Art des Chininschutzes will man die, in den vorausgegangenen chininfreien Tagen etwa in den Körper eingedrungenen Parasiten womöglich auf einmal abtöten. Bei der zweiten Art kann man angesichts der Geringfügigkeit der eingenommenen Chininmengen (meist 0,3—0,4 g) wohl nicht auf sofortige Abtötung der Parasiten rechnen, aber erwarten, daß die Parasiten durch die Dauerwirkung, wenn auch kleiner Dosen von Chinin angegriffen, in ihrer Entwicklung gehindert werden und schließlich absterben.

Da die Inkubationszeit der Malaria in der Regel etwa 10 Tage dauert, so lag, als vor 20 Jahren Robert Koch auch in die bis dahin gänzlich systemlose und wilde Art, Chinin prophylaktisch gegen Malaria zu nehmen, Ordnung brachte, der Rat, alle 10 Tage regelmäßig eine gehörige Dosis von Chinin prophylaktisch einzunehmen, in der Tat am nächsten. Aber bald zeigte sich, daß die 10tägigen chininfreien Pausen zu lang waren und daß es auch nicht genügte, Chinin nur an einem Tage zu nehmen, weil dabei gelegentliche Resorptionsausfälle, z. B. bei Durchfall, die regelmäßige Wiederkehr genügender Chininwirkung zu oft in Frage stellten. Die Erfolge wurden erst besser, als man die chininfreien Pausen verkürzte und immer an 2 aufeinanderfolgenden Tagen Chinin in therapeutischer Dosis (1 g) einnehmen ließ. So hat sich schließlich die Regel ausgebildet, jeden 6. und 7. Tag je ein Gramm Chinin zu nehmen. Das hat noch den äußeren Vorteil, daß die Chinintage immer auf dieselben Wochentage fallen und deshalb nicht so leicht vergessen werden.

Diese Methode war vor dem Kriege, namentlich in Deutsch-Ostafrika eingeführt und hat sich dort auch bewährt. Allerdings leiden empfindlichere Personen nach längerer Durchführung dieser Art von Prophylaxe am zweiten Chinintage oft nicht unerheblich unter der Chininwirkung, weshalb viele am zweiten Tage nur noch $^1/_2$ g, statt eines ganzen einnahmen. Die Ergebnisse scheinen dadurch nicht verschlechtert worden zu sein. So wird die 6—7tägige Prophylaxe meist lange Zeit sehr gut vertragen. Sie ist namentlich angezeigt für Personen, die ihre Geschäfte so einrichten können, daß sie an den Chinintagen auf ihre, dadurch etwas geminderte geistige und körperliche Leistungsfähigkeit genügend Rücksicht nehmen und sich schonen können. Am besten nimmt man dabei die eine Hälfte der Tagesgabe des Chinins des Abends, damit man die intensivste Chininwirkung verschläft, die andere Hälfte verteilt man über den Tag. Ob man die Tagesgabe im übrigen in 3, 4 oder 5 Portionen nimmt, ist gleichgültig, nur zur Einnahme von 1 g auf einmal möchten wir nicht raten.

In Kamerun war zuerst von Plehn eine Chininprophylaxe eingeführt worden, bei der $^1/_2$ g Chinin jeden 5. Tag eingenommen wurde. Diese Chininmenge war aber zu gering und Plehn selbst erhöhte sie in der Folge auf 1 g. Ziemann verkürzte dann noch die chininfreie Pause und empfahl jeden 4. Tag 1 g Chinin einzunehmen. Seitdem heißt diese Methode die Ziemannsche Prophylaxe. Ihre Erfolge sind wohl im ganzen ebensogut, als die der in Deutsch-Ostafrika geübten Art des Chininschutzes, auch wird sie von den meisten Weißen gut vertragen. Der zweite Chinintag, der bei der ersten Methode oft Belästigung verursacht, fällt dabei weg.

Ganz chininfrei wird wahrscheinlich der Körper bei der Ziemannschen Methode, wenn überhaupt, nur am letzten Tage der Pause und so bildet diese Methode den Übergang zur Prophylaxe mit täglichen kleinen Chininmengen, die zuerst von Celli in Dosen von 0,4 g — später anderweitig auf 0,3 g vermindert — in Italien eingeführt und dort von Truppen, Landarbeitern, Bahnangestellten, Gefangenen und noch weiter in vielen Kreisen der Bevölkerung mit gutem Erfolge viele Jahre lang geübt worden ist. Allerdings dürfen die guten Ergebnisse, z. B. der Bekämpfung der Malaria in der italienischen Armee, wo die Malaria vor dem Kriege schon von $50^0/_{00}$ auf $5^0/_{00}$ der Iststärke herabgegangen war, nicht ganz allein dieser Prophylaxe zugut geschrieben werden, denn man hat natürlich auch in Italien noch andere Maßnahmen zur Bekämpfung der Malaria im weitesten Umfange getroffen, z. B. Truppen aus ungesunden Standorten in malariafreie Ortschaften verlegt, die Häuser eingedrahtet und die Mückenplage auf alle mögliche Weise bekämpft. In stark malariaverseuchten Bezirken, z. B. auf Bahnstrecken, die durch Malariasümpfe führen, ist es bei den Bahnangestellten, trotzdem dort die Chininprophylaxe noch mit mechanischem Mückenschutz verbunden wurde, nicht gelungen, die Malaria bis auf das von der Armee erreichte Minimum herabzudrücken. So wurde die frühere Malariaerkrankungsziffer der Angestellten der adriatischen Bahnen durch Chininprophylaxe und mechanischen Mückenschutz nur von $69^0/_{00}$ bis auf $19^0/_{00}$ der Kopfstärke der Angestellten gemindert, was übrigens bei der starken Verseuchung des ganzen Gebietes immer noch als ein schöner Erfolg anzusehen ist.

Auch in den englischen Kolonien Westafrikas und in unserm Togo wurde diese Prophylaxe vor dem Kriege viel geübt und gelobt. Sie macht fast gar keine Beschwerden und verlangt keinerlei Schonung. Deshalb ist sie auch als allgemeine Methode für Truppen, Arbeiter, Kolonisten usw. immer besonders empfohlen worden. Ob es dabei schließlich zu einer Kumulation von Chinin im Körper kommt, wissen wir nicht, aber es ist denkbar, daß auch ohne solche Kumulation die fortdauernd im Körper vorhandenen kleineren Chininmengen die Parasiten schädigen, in ihrer Entwicklung hemmen, so daß sie schließlich absterben müssen. Auf der andern Seite aber liegt es nahe, zu fragen, ob sich nicht auch nach längerem täglichen Einnehmen kleinerer Chinindosen die Chininwirkung schließlich abstumpft und unangenehme Chininnebenwirkungen entstehen können, wie das bei größeren therapeutischen Dosen in den meisten Fällen zutrifft. In der Tat sind Chininschädigungen bei langer Durchführung der Prophylaxe in einzelnen Fällen beobachtet worden. Aber das gilt auch für die andern Arten der Prophylaxe, bei denen chininfreie Pausen beobachtet werden (siehe unten). Das allmähliche Eintreten einer Abstumpfung der Chininwirkung wurde von Celli durchaus geleugnet, dürfte aber doch nach unseren Beobachtungen recht wahrscheinlich sein. Wir schließen das nicht in erster Linie aus den unbefriedigenden Erfolgen, die die Methode im Kriege bei Freund und Feind an vielen Orten trotz strengster Durchführung hatte, denn da andere Methoden des Chininschutzes unter denselben Verhältnissen und an denselben Stellen nicht geprüft wurden, fehlt hier die Möglichkeit zu vergleichen. Aber man hat vielfach beobachtet, daß Leute, die trotz dieses täglichen Chininschutzes schließlich doch Malariafieber bekamen, besonders hartnäckige, der Chinintherapie trotzende Fieberformen zeigten. Im übrigen ergab auch eine Erhöhung des gewöhnlichen, von Celli empfohlenen täglichen Chininschutzes von 0,4 g, wobei 0,5 g Chinin und mehr täglich genommen wurden — die Franzosen und Engländer haben an der Salonikifront gelegentlich 0,6, ja 0,75 g Chinin täglich prophylaktisch gegeben — keine besseren Erfolge, ja es wurden uns Leute namhaft gemacht, die täglich 1 g Chinin längere Zeit ganz regelmäßig genommen hatten und doch schließlich schwer an Tropika erkrankten.

Auch schon vor dem Kriege hatten wir manchmal Malariakranke aus den Tropen zu behandeln Gelegenheit, die dort angeblich ganz regelmäßig 0,4 g Chinin täglich längere Zeit hindurch genommen hatten und dabei doch allmählich in einen Zustand chronischer Infektion und Kachexie geraten waren. Auch das spricht für die Chininabstumpfung bei dieser Methode.

Fülleborn verstärkt in schwer mit Malaria verseuchten Gebieten die Cellische Methode jeden vierten Tag durch eine höhere Chiningabe (0,9—1 g Chinin). Diese „verstärkte Cellische Prophylaxe" gewährt in der Tat erhöhten Schutz, aber nur für kürzere Zeit, nach längerer Anwendung kommt es auch dabei zur Abstumpfung der Chininwirkung.

So haben alle Methoden des Chininschutzes ihre Vorteile und ihre Nachteile und allen scheint gemeinsam zu sein, daß keine in schwer verseuchten Gegenden so recht befriedigt, während in weniger stark infizierten Gebieten jede Art des Chininschutzes ihre Erfolge aufzuweisen hat und viele Menschen dadurch wirklich ganz und gar vor Erkrankung an Malaria bewahrt werden. Dies Versagen des Chininschutzes in schwerer verseuchten Gegenden ist wahrscheinlich darauf zurückzuführen, daß das Chinin, in welcher Art es auch aufgenommen werden möge, die Parasiten, die in den Körper eingedrungen sind, nicht immer sämtlich ab-

tötet, sondern unter Umständen sogar ihre weitere Entwicklung
zu Gameten zuläßt. In weniger verseuchten Gegenden wird
solche Gametenbildung, wenn es bei der einen oder andern Infektion einmal dazu gekommen ist, nicht von großem Belang sein,
weil es sich dabei immer nur um gelegentliche, nicht allzu häufige
Infektionen und um die Bildung geringerer Mengen dieser chinin-
festen Formen handeln wird, mit denen der Körper, da sie ja doch
nur eine begrenzte natürliche Lebensdauer haben, schließlich
fertig wird. In stark verseuchten Malariagegenden aber, in denen
man fortwährenden Neuinfektionen ausgesetzt ist, kommt es trotz
des Chininschutzes schließlich zu einer Anreicherung der Gameten
im Körper, für die die Abwehrmittel des Körpers nicht mehr genügen. So führt reichlichere Infektionsgelegenheit trotz des
Chininschutzes, welcher Art er auch sei, leichter zu Fieberanfällen,
als bei Infektion trotz Chininschutzes in weniger verseuchten
Gegenden. In der Tat findet man bei der Durchsuchung einer
größeren Anzahl auch von gewissenhaften Prophylaktikern in
schwer verseuchten Gegenden immer einige, die sich ganz gesund
fühlen und nichts von Fieber wissen, aber geschwollene Milzen
haben und im Blutpräparat Gameten aufweisen. Das ist aber
immer nur eine Minderzahl und es kann keine Rede davon sein,
daß etwa Gametenträger durch die Chininprophylaxe geradezu
„gezüchtet" würden.

Die Chininnebenwirkungen und -schädigungen, die
bei der Chininprophylaxe beobachtet werden, bestehen, abgesehen
von den gewöhnlichen geringfügigen Belästigungen, wie sie namentlich nach der Einnahme der Tagesgabe von 1 g bei empfindlichen
Leuten sich zeigen (Ohrensausen, Schwindel und dgl.) in dem Auftreten von Purpuraflecken auf der Haut, Chininödemen und Exan-
themen und gelegentlichem Auftreten von Chininfieber. Man
kann bei längerer Dauer der Prophylaxe auf 1—2 $^0/_{00}$ solcher Vor-
kommnisse rechnen. Gelegentlich aber sind sie, z. B. auf Schiffen
unserer Kriegsmarine, weit häufiger auch bei kleinen Besatzungen
und nach nur kurz dauernder Durchführung der Prophylaxe beobachtet worden. Welche Umstände dabei den frühzeitigeren
Eintritt befördert haben, ob z. B. eine trotz der Prophylaxe zustande gekommene Malariainfektion dabei mitspielte, ist noch
ganz ungeklärt. Daß Schwerhörigkeit bei längerer Durchführung
des Chininschutzes, namentlich bei Tagesgaben von 1 g, als dau-
erndes Übel sich eingestellt habe, und zurückgeblieben sei, wird
öfter von Laien behauptet, indessen dürften einwandfreie, hierher-
gehörige Fälle doch recht selten sein. Auch Herzbeschwerden
werden meist mit Unrecht der Chininprophylaxe als Dauerfolgen

zur Last geschrieben. Vielfach ist auch der Aberglaube verbreitet, daß der längere Gebrauch von Chinin impotent mache. Das trifft aber nicht zu. Nicht Chinin macht impotent, sondern die Malaria. Schon bei leichter Erkrankung (z. B. auch bei leichter Tertianinfektion) schwindet bei ungenügender Behandlung oft jede Libido auf Wochen und Monate, bei schwereren Formen ist Hodenatrophie beobachtet worden. Diese Malariaimpotenz und mangelnde Libido wird, wenn die Malaria nicht schon zu lange gedauert hat, prompt durch Chinin geheilt. Der Arzt muß bemüht sein, solchen Vorurteilen gegen das Chinin immer wieder entgegenzutreten.

Trotz der gelegentlich auftretenden Chininschädigungen und des nicht unbedingt zuverlässigen Wirkens der Chininprophylaxe können wir sie nicht missen.

Ohne Chininprophylaxe in Malariagegenden für längere Zeit ganz frei von der Krankheit zu bleiben, ist ein Kunststück, das gelegentlich dem einen oder anderen Arzt gelungen ist, der sich mit pedantischer Sorgfalt vor infizierenden Mückenstichen zu schützen verstand. Alle anderen werden ohne Chininschutz sehr viel früher, öfter und schwerer von Fiebern heimgesucht, als wenn sie regelmäßig genügend Chinin prophylaktisch genommen hätten. Häufig kommen die ersten Fieberanfälle beim Chininprophylaktiker erst nach Jahr und Tag, bei vielen erst, nachdem sie das Gebiet, in dem sie infiziert wurden, längst wieder verlassen hatten und nachdem sie mit dem regelmäßigen Chinineinnehmen aufgehört hatten, in ganz milder Form zum Vorschein.

Für die Durchführung größerer Unternehmungen, an denen viele Menschen mitwirken müssen, ist die Chininprophylaxe in Malariagebieten ganz unentbehrlich, insbesondere dort, wo die Malaria in gewissen Jahreszeiten stark um sich greift, und gefährlich wird. Für eine fechtende Armee, für große Unternehmungen wie Kanalbauten, Eisenbahnbau, Hafenbau, ist es von der größten Wichtigkeit, zu verhüten, daß nicht zur Hauptmalariazeit die ganze Truppe oder die Arbeiterschaft innerhalb weniger Wochen auf einmal an Malaria niederbricht. Dann wäre der Krieg, die Expedition verloren, die Kanal- und Eisenbahnbauten müßten eingestellt werden. So wird eine Maßregel, die die Erkrankungen auf eine breitere Zeitspanne verteilt und es ermöglicht, daß die ersten Fälle schon wieder arbeitsfähig geworden sind, wenn die späteren an die Reihe kommen, schon allein deswegen von größter Bedeutung sich erweisen, auch wenn die absolute Zahl der Erkrankungen dadurch nicht wesentlich herabgesetzt würde. Aber die Chininprophylaxe vermindert auch die Zahl der Malariafälle ganz erheblich und wenn das auch nur um die Hälfte geschieht,

was als ausnahmsweise ungünstiges Ergebnis einer Chininprophylaxe anzusehen wäre, so ist es bei gleichzeitiger Verlängerung
der Inkubation der Krankheit und Verteilung der Erkrankungen
auf einen breiteren Zeitabschnitt unter Umständen von ungeheu-
rem ausschlaggebendem Wert für den Erfolg einer Unternehmung.

In den meisten Fällen können wir aber auf eine sehr viel wei-
tergehende Herabminderung der Zahl der Malariafieber durch
Chininprophylaxe rechnen.

Die Entscheidung für die eine oder andere Methode des Chininschutzes wird im gegebenen Fall unter Berücksichtigung verschiedener Umstände zu treffen sein. So wird es darauf ankommen,
ob es angängig erscheint, daß die Leistungen der Prophylaktiker
an den Chinintagen hinter den gewöhnlichen etwas zurückbleiben
dürfen und ob die Leute an diesen Tagen geschont werden können.
Wo das nicht möglich ist, wie z. B. bei einer kämpfenden Truppe,
wird man sich für die tägliche Prophylaxe mit kleinen Chiningaben
entscheiden, aber darauf bedacht sein müssen, diese Art des Chininschutzes, um eine Abstumpfung der Chininwirkung zu vermeiden,
nicht zu lange fortzusetzen und dann bald wieder statt der täglichen eine Prophylaxe in Pausen, z. B. nach Zurückziehen der
Truppe aus der Front, einzuführen. Im allgemeinen sind wir ge-
neigt, der Prophylaxe in Pausen vor der täglichen den Vorzug zu
geben.

Gelegentlich, nach oder vor besonderen Anforderungen und
Leistungen, nach besonderen Strapazen, Durchnässungen, nach
Jagdpartien, ist eine kurze, besondere Verstärkung des Chininschutzes zu empfehlen, z. B. die Einschiebung eines oder mehrerer
Chinintage, an denen dann 1 g täglich zu nehmen ist. Auch wenn
unter der Zahl der anvertrauten Leute trotz des Chininschutzes
Malariaerkrankungen in größerer Zahl auftreten, wird man an
eine Durchchininisierung seiner Leute für mehrere Tage (bis zu
5 Tagen) mit je 1 g Chinin täglich denken müssen. Man hat danach oft sehr willkommene Herabsetzung der Malariazugänge
beobachtet.

Wo die Aufnahme des Chinins durch Magendarmerkrankungen,
Durchfall in Frage gestellt ist, wird der Arzt bei sich selbst und
auch bei einer beschränkten Anzahl ihm Anvertrauter zu Chinineinspritzungen greifen. Bei größeren Zahlen von Prophylaktikern
ist das unausführbar. Man wird dann unter Umständen statt der
Tabletten, die unvollständig oder gar nicht resorbiert werden,
Chinin in Lösung austeilen lassen.

Unter allen Umständen muß jede Chininprophylaxe streng
durchgeführt und wo eine größere Anzahl von Leuten ihr unter-

worfen werden sollen, streng aufgepaßt werden, daß niemand bei der Chininausgabe fehlt und daß jedermann sein Chinin auch wirklich einnimmt und hinunterschluckt, nicht wegwirft, wieder ausspuckt usw. Ganz verfehlt wäre es, wollte man das Chinin seinen Leuten einfach in die Hand drücken und es ihnen überlassen, ob sie das Mittel wirklich einnehmen oder wegwerfen. Es ist unglaublich, wie nachlässig in dieser Beziehung nicht bloß der gewöhnliche Soldat, Arbeiter usw. ist. Auch die Vorgesetzten und Gebildeten lassen es aus Mangel an Vertrauen, Leichtsinn und Gleichgültigkeit oft an jeder Regelmäßigkeit im Chininschutz fehlen. Gutes Beispiel der Vorgesetzten und Höherstehenden ist aber wie bei allen gesundheitlichen Schutzmaßregeln, so auch bei der Chininprophylaxe unbedingt zur Durchführung erforderlich.

Während der Beginn des Chininschutzes, einerlei welcher Methode, mit dem Beginn der Malariagefahrzeit zusammenfällt und jedenfalls nicht früher angesetzt zu werden braucht, soll man die Chininprophylaxe erst, nachdem 6—8 Wochen nach der Malariagefahrzeit vergangen sind, beenden, sie also auch beim Verlassen des Malariagebietes noch ebensolange Zeit in der Heimat fortsetzen. Nur unter solchen Umständen kann man darauf rechnen, daß die trotz des Chininschutzes im Körper haften gebliebenen Parasiten, insbesondere die Gameten, ohne daß sie sich vermehren und Anfälle hervorrufen können, absterben.

Unregelmäßige Durchführung der Chininprophylaxe bringt für Truppen, Arbeiteransammlungen u. dgl. natürlich auch mehr Erkrankungen an Malaria als strenge Beobachtung des einmal eingeführten Chininschutzes. 'Solche Unregelmäßigkeit vermehrt auch die Zahl der Gametenträger und damit die Anstekkungsgelegenheit für die noch Gesunden. Für den Alleinstehenden ist eine unregelmäßige Prophylaxe schlechter als gar keine. Ohne Prophylaxe wird er zwar eher krank werden, aber wenn er sofort gründlich behandelt wird, nicht gefährdet sein, bei unregelmäßiger Prophylaxe aber in einen Zustand chronischer, vernachlässigter Infektion mit allen Nachteilen und Schwierigkeiten der Behandlung geraten. Unter Umständen kann sich sogar dabei, was wir nicht selten beobachtet haben, eine Schwarzwasserfieberbereitschaft ausbilden, so daß der Kranke zu seinem höchsten Schrecken bei wieder einmal eingenommenem Chinin von dieser schweren Komplikation sich heimgesucht findet.

Wichtige physiologisch-chemische Untersuchungs-
methoden bei Malaria.

1. Qualitativer Nachweis des Chinins im Harn. Das Chinin
wird zum Teil im Urin ausgeschieden, in dem es klinisch sehr einfach durch die allgemeine Alkaloidreaktion nachgewiesen werden
kann, die hierfür nach Giemsa folgendermaßen angewandt wird:

Man macht eine Lösung von 10 g käuflichem Kaliumquecksilberjodid in 100 g Wasser und setzt 5 g Eisessig zu. Nötigenfalls
stellt man sich das Reagens in folgender Weise selbst dar:

Lösung I: Sublimat 27,0 g, Aqua dest. (heiß) 1500,0 g.

Lösung II: Kal. jodat. 100,0 g, Aqua dest. (kalt) 500,0 g.

Man gießt Lösung I zu Lösung II, fügt noch 25 g Eisessig hinzu
und erhält so das haltbare Reagens, das mit kaltem Harn schon
bei Chinin 1:200 000 eine Trübung gibt. In der Hitze löst sich
der Niederschlag wieder. Da das Reagens auch Eiweiß fällt, ver-
fahre man, um nicht irregeführt zu werden, folgendermaßen:
Bleibt der vorher zu filtrierende kalte Harn beim Zusatz des Reagens
klar, so ist weder Chinin noch Eiweiß vorhanden. Tritt eine Trübung ein, die beim Erhitzen über der Flamme verschwindet, so
ist sie durch Chinin verursacht. Bleibt die Trübung beim Erhitzen
aber bestehen, so ist Eiweiß vorhanden. Wird nach Abfiltrieren
des letzteren die Lösung beim Erkalten wieder trübe, so ist außer
Eiweiß auch Chinin im Urin.

Andere Alkaloide als Chinin kommen in den zu Heilzwecken
gegebenen Mengen störend nicht in Betracht.

Es sei ausdrücklich betont, daß die Stärke der Reaktion von
der Harnmenge, spezifischem Gewicht und Kochsalzkonzentration
abhängt und daß die Methode zu quantitativen Untersuchungen
ungenügend ist und Schlüsse von ihrem Ausfall allein — selbst unter
gewissen Kautelen — bezüglich Chininretention usw. nicht gezogen
werden dürfen, wie dies in letzter Zeit mehrfach geschehen ist.

Zur Kontrolle der Prophylaxe oder Nachkur kann die Methode
sehr empfohlen werden, um solche Leute zu entlarven, die das
Chinin nicht genommen haben.

2. Untersuchung des Harnes auf Urobilin. Der Nachweis
geschieht mit dem Schlesingerschen Reagens: Es werden 10 g
Zinkazetat mit 100 g Alkohol aufgeschüttelt. Von dieser Auf-

schwemmung wird ein Teil mit der gleichen Menge Urin vermischt und durch ein doppeltes Faltenfilter filtriert. Es tritt bei Anwesenheit von viel Urobilin eine deutlich grüne Fluoreszenz auf.

Bei großem Urobilingehalt ist es durch Fluoreszenz bei Zusatz von einigen Tropfen Chlorzink und Ammoniak bereits nachzuweisen.

3. Untersuchung des Harnes auf Urobilinogen. Die Untersuchung hat im frischen Urin zu erfolgen, da sich beim Stehen das Urobilinogen in Urobilin umwandelt.

Der Nachweis erfolgt mit der Ehrlichschen Benzaldehydprobe. Es werden 2 g Dimethylparaaminobenzaldehyd in 100 ccm 5 proz. Salzsäure gelöst. 10—15 Tropfen dieses Reagens zu 10 ccm normalem Harn zugesetzt geben bei Erwärmen eine Rotfärbung verschiedener Intensität, da jeder Harn Spuren von Urobilinogen enthält.

Zur Prüfung auf vermehrten Urobilinogengehalt wird außer einer warmen Probe, bei der die Färbung dann sofort eintritt, noch eine kalte angestellt, bei der die Verfärbung nach einigen Minuten eintreten muß. Bei nicht vermehrtem Gehalt bleibt die Reaktion innerhalb dieser Zeit aus.

4. Untersuchung des Harns auf Blut. Sie muß neben Eiweißproben bei Verdacht auf Schwarzwasserfieber vorgenommen werden.

1. Am einfachsten ist die spektroskopische Untersuchung, die — evtl. nach Verdünnung — charakteristische Absorptionsstreifen für Oxyhämoglobin in Gelb und Grün zwischen den Fraunhoferschen Linien D und E ergibt; sie ist jedoch nur bei stärkerem Blutgehalt positiv. (Näheres siehe Spezialliteratur.)

2. Boassche Probe. Herstellung des Boasschen Reagens: 1 g Phenolphthalein wird mit 25 g Kal. hydr. fusc. versetzt und in 100 g Wasser gelöst, dann werden 10 g Zinkstaub hinzugegeben und so lange gekocht, bis die anfangs rote Flüssigkeit vollkommen entfärbt ist, dann wird die noch heiße Flüssigkeit klar filtriert. In das Filtrat schüttet man noch etwas Zinkstaub, damit das Reagens nicht wieder oxydiert.

Zur Untersuchung mischt man 15 Tropfen Boassches Reagens mit 20 Tropfen 96 proz. Alkohol und 5 Tropfen Wasserstoffsuperoxyd. Hiermit überschichtet man den Urin im Reagenzglas. Bei Anwesenheit von Blut tritt ein roter Ring an der Berührungsstelle auf.

3. Guajakprobe. Man löst einige Körnchen Guajakharz in 1 ccm Alkohol, gießt dazu 5 ccm Urin und gibt einige Tropfen Wasserstoffsuperoxyd zu. Ist Blut vorhanden, so entsteht beim Stehen in der Kälte eine blaue Färbung. Die Probe wird jedoch auch bei Anwesenheit von Eiter positiv.

B. Parasitologie.

Technische Vorbemerkungen.

Die **Blutentnahme** für Malariauntersuchungen erfolgt am besten am Ohrläppchen. Man wählt die tiefste Stelle, wischt mit Alkohol oder Äther ab und sticht mit flacher Nadel oder Skalpellspitze parallel zur Fläche des Ohrläppchens ein. Dann klafft der Schnitt beim Zusammenpressen mit Daumen und Zeigefinger. Am geeignetsten zum Stechen sind die Heintze und Blanckertzschen Impffedern Nr. 646. Vor den sog. Blutschneppern (Franckesche Nadel) möchten wir warnen, sie stechen leicht zu tief, auch sticht man leicht durch in den eigenen Finger, wobei direkte Malariaüberimpfungen vorkommen können.

Die Fingerkuppe ist zur Blutentnahme ungeeignet (Schmerzhaftigkeit und Infektionsgefahr); will man den Finger benutzen, so wählt man als Einstichstelle die Dorsalseite eines Endgliedes unterhalb des Nagelbettes.

Das austretende Blut kann zur Hämoglobinbestimmung, zur Frischuntersuchung und zur Anfertigung von Dauerpräparaten verwandt werden.

Die **Hämoglobinbestimmung** erfolgt nach den üblichen Methoden; zur ungefähren Bestimmung genügt die Tallquistsche Hämoglobinskala, besonders für die Sprechstunde.

Eine Zählung der roten und weißen Blutkörper bei Malaria ist gewöhnlich nicht nötig.

Zur **Frischuntersuchung** wird ein kleiner Tropfen Blut mit einem Deckgläschen entnommen und zwischen diesem und einem Objektträger leicht angepresst. Sollen darin Parasiten (Geißelung usw.) länger verfolgt werden, so ist Umrandung mit Vaseline nötig.

Für Dunkelfeldbeobachtung müssen die entsprechenden Maßnahmen für gute Präparate getroffen werden.

Zur Herstellung der Dauerpräparate kommen zunächst dünne **Ausstrichpräparate** in Betracht. Hierzu sind nötig gut gereinigte

Objektträger, die auf feste Unterlage gelegt werden, und ein an
einer der Kurzseiten geschliffener Objektträger, bei dem an der
betreffenden Kurzseite eine Ecke mit dem Diamant abgeschnitten
ist, damit diese Kante schmaler ist als die Breite eines Objekt-

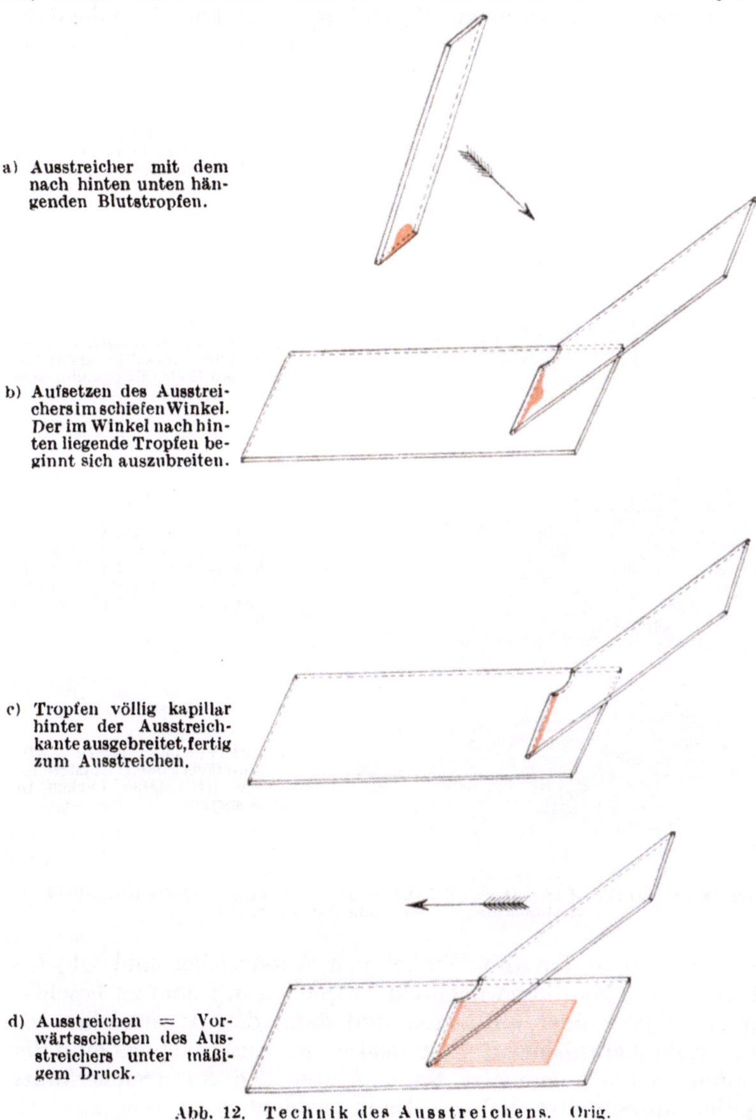

Abb. 12. Technik des Ausstreichens. Orig.

trägers. (Im Notfall ungeschliffene Objektträger an Sandstein selbst abschleifen.)

Diese Kante wird nun direkt am Ohr mit einem kleinen Tröpfchen Blut beschickt und mit diesem nach hinten unten der Ausstreicher schräg in einem Winkel von ungefähr 45° nahe dem Ende eines aufliegenden Objektträgers aufgesetzt, so daß also der

a) Guter Ausstrich: Schmäler als der Objektträger, Ende völlig verstrichen, fein auslaufend.

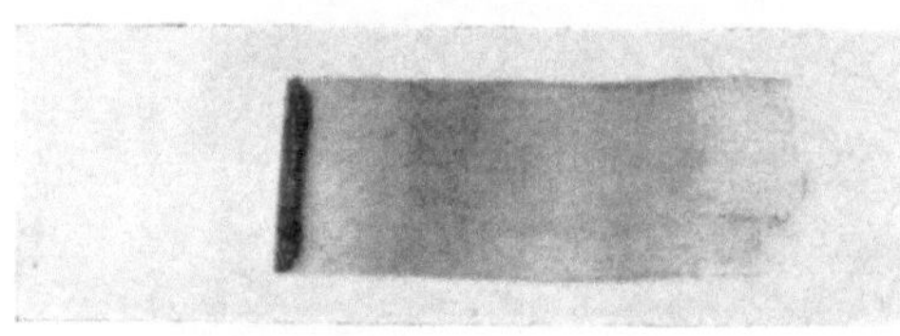

b) Schlechter Ausstrich: Ausstreicher vorzeitig abgesetzt, so daß Ende nicht völlig ausgestrichen.

c) Schlechter Ausstrich: Ausstrich genau so breit wie Objektträger, daher Randteile unbrauchbar; ferner Ende nicht ausgestrichen (Tropfen war zu groß).

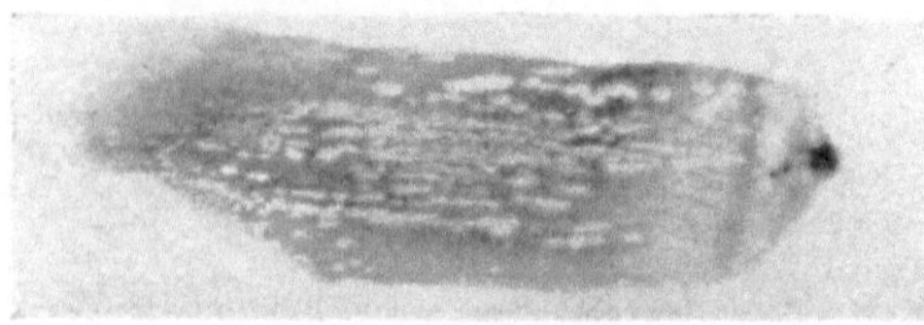

d) Schlechter Ausstrich: Objektträger oder Ausstreicher war fett, daher Lücken im Ausstrich.

Abb. 13. Beispiele für gute und fehlerhafte Blutausstriche (Orig.-Phot.). Rechts Anfang, links Ende der Ausstriche.

Tropfen nach hinten (im Winkel von Ausstreicher und Objektträger) steht. Man kann auch ein Tröpfchen mit dem zu beschikkenden Objektträger auffangen und dann den Ausstreicher wie oben an ihn heranbringen. Vor Beginn des Ausstreichens muß der Tropfen sich als schmaler Saum hinter der Ausstreicherkante kapillar ausgebreitet haben. Dann streicht man langsam mit

leichtem, gleichmäßigem Drucke den Objektträger entlang, bis
der Tropfen ganz verstrichen ist (siehe Abb. 12).

Wichtig hierbei ist, daß der Tropfen nicht zu groß ist, damit
das ganze Ende noch auf den Objektträger kommt und völlig
ausgestrichen wird. Die Seiten des Ausstriches liegen auch, da
wir den Ausstreicher abgeschnitten haben, beide auf dem Objektträger etwas von den Rändern entfernt; dies ist deshalb wichtig,
weil die Parasiten mit Vorliebe an den Rändern und dem Ende

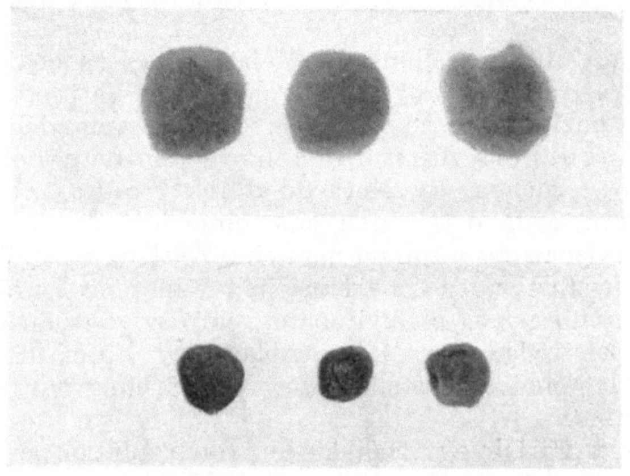

Abb. 14. Muster von „Dicken-Tropfenpräparaten". Orig.-Phot.

des Ausstriches liegen (Klebrigkeit?). Ist Objektträger oder Ausstreicher fett, so entstehen Lücken im Ausstrich (siehe Abb. 13).

Zu diagnostischen Zwecken fertigen wir in jedem Falle gleichzeitig sog. „**dicke Tropfenpräparate**" an. Man läßt entweder 2—3
mittelgroße Bluttropfen oder drei kleinere auf einen Objektträger
fallen und verteilt sie mit der Stechfeder etwas, so daß sie in
mäßig dicker feuchter Schicht ausgebreitet sind (siehe Abb. 14).
Sie müssen staubsicher in Schieblade oder Präparatenmappe
vollkommen trocknen, bis sie weiter verarbeitet werden.

Fixierung. Die dünnen Ausstrichpräparate müssen fixiert werden. Dies geschieht in absolutem
oder 96 proz. Äthylalkohol, Alkohol-
äthergemisch oder Methylalkohol.
In ersteren beiden dauert es 10 bis
15 Minuten, in letzteren ca. 5 Minuten. Man stellt die Präparate

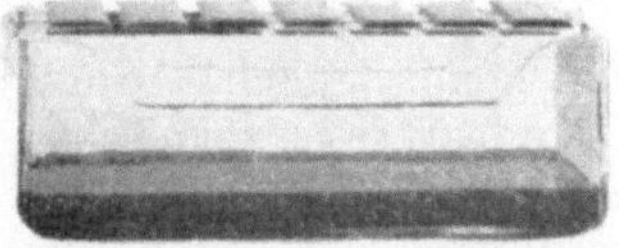

Abb. 15. Färbetrog zur Giemsafärbung nach M. Mayer. $^1/_6$ nat. Gr.
Die Glasstäbe liegen lose in Kerben
und können jederzeit erneuert werden.
(Lieferant: F. u. M. Lautenschläger.)

dazu entweder aufrecht in Färbewännchen oder legt sie auf Färbebänkchen, bestehend aus 2 parallelen durch Korken oder Holz-
stücke verbundene Glasstäbe, die eben auf einer Schale liegen
oder benützt die hierzu hergestellten Färbetröge (s. Abb. 15).

Nach dem Fixieren läßt man die Fixierungsflüssigkeit abfließen
und trocknet zwischen einigen Lagen Fließpapier ab (es muß mit
den Fingern Papier und Objektträger dabei fixiert werden, um
die Schicht nicht zu verwischen).

Dicke Tropfenpräparate werden nicht fixiert.

Färbung. Zur Darstellung der Malariaparasiten bedienen wir
uns des von Romanowsky 1891 beschriebenen Färbeeffekts. Das
wirksame Prinzip dieses ist, wie L. Michaelis gefunden hat, das
Methylenazur, das zuerst Bernthsen rein dargestellt hatte.
Nach Verbesserungen der Methode durch Nocht, Ziemann,
Leishman u. a. fand Giemsa eine einfache Darstellungsweise
dieses Methylenazurs; während man eine Zeitlang noch dieses mit
Eosin unmittelbar vor der Färbung in bestimmten Verhältnissen
mischen mußte, gelang es ihm später, ein fertiges, haltbares Ge-
misch aus Methylenazur, Methylenblau und Eosin in Glyzerin
und Methylalkohol darzustellen, das zur Färbung nur verdünnt
werden muß.

Bei dieser Färbung erscheinen die roten Blutkörper dunkel-
orange bis grau (letzteres bei Methylalkoholfixierung und bei Alkali-
zusatz), die Kerne der weißen Blutkörper dunkelviolett (als Kenn-
zeichen genügender Färbung zu verwenden), Blutplättchen hell-
violettrot, evtl. mit blauem Protoplasma, die Kerne der Parasiten, d. h.
ihr Kernchromatin leuchtend rot und ihr Protoplasma blau oder rosa.

Diese Färbung (Giemsa - Färbung) genügt in praxi vollkommen auch zur Unterscheidung der weißen Blutelemente. Will
man diese aber genauer studieren, so empfiehlt sich die von Pappenheim eingeführte Kombination der May - Grünwald-
Färbung mit der Giemsa-Färbung. May-Grünwald allein färbt
die Parasiten ganz ungenügend und ist der Manson - Färbung
(siehe unten) unterlegen.

Zur Ausführung der Giemsa-Färbung wird je 1 Tropfen fertiges
Farbgemisch nach Giemsa (G. Grübler, Leipzig) mit 1 ccm destilliertem Wasser gemischt; für 1—2 Präparate genügen 10 ccm.
Man tropft dazu aus sonst gut verschlossener Tropfflasche (sonst
verdunstet der Alkohol und die Farbe fällt aus) in einen weiten
Meßzylinder (Durchmesser 2,5 cm) die Farbe in destilliertes Wasser, schwenkt zart um (nicht stark schütteln!) und gießt die Farbe
sofort auf die auf einem Färbebänkchen eben liegenden Präparate.

Färbedauer im Mittel 30 Minuten; dann abgießen, abspülen des
dünnen Ausstrichs unter starkem Wasserstrahl, abtrocknen
zwischen Löschpapier.

Will man Einzelheiten des Kernbaues usw. stärker hervor-
heben, so kann man geringe Alkalimengen zusetzen, z. B. 1 Tropfen 1 proz. Na_2CO_3-Lösung auf 10 ccm. Längeres Färben mit verdünnter Lösung, Erneuern der Lösung geben für besondere Studien schöne Bilder.

Ein Hauptpunkt bei der Färbung ist, daß das benutzte destil-
lierte Wasser nicht sauer ist; dies ist meist die Fehlerquelle
für mißlingende Färbungen. Man prüft es von Zeit zu Zeit nach
Giemsa mit Hilfe einer frisch zubereiteten Lösung von einigen
Körnchen Hämatoxylin in etwas absolutem Alkohol. 10 ccm des
zu prüfenden Wassers mit einigen Tropfen dieser Lösung vermischt sollen sich innerhalb 5 Minuten, nicht aber vor Ablauf
einer Minute, schwach aber deutlich violett färben; bleibt es farb-
los, so ist zum Vorratsgefäß voll Wasser so lange tropfenweise
1 proz. · Natriumkarbonatlösung zuzusetzen, bis in einer neuen
Probe von 10 ccm die Reaktion eintritt.

Die **Dicken-Tropfenpräparate** werden genau nach derselben
Methode, nur im einzelnen etwas anders behandelt. Die „Dicke-
Tropfenmethode“ ist zuerst 1903 von Ronald Roß zum raschen
Auffinden von Parasiten im Blut angegeben worden; er zog aus
dickerer Schicht zunächst durch 15 Minuten langes Färben mit wäs-
seriger Eosinlösung das Hämoglobin aus und färbte mit Methylenblau nach. Ruge verbesserte die Methode, indem er zum Aus-
ziehen Formalinessigsäure benutzte. Die deutsche Schlafkrank-
heitskommission unter R. Koch vereinfachte sie, indem sie zeigte,
daß das Wasser der verdünnten Farblösung völlig genügt, um das
Hämoglobin während der Färbung gleichzeitig auszuziehen.

Wir färben daher die nicht fixierten trockenen dicken
Tropfenpräparate genau wie oben angegeben nach Giemsa eine
halbe Stunde, dann gießen wir die Farbe ab, dürfen aber nicht
abspritzen wie bei dünnen fixierten Ausstrichen, damit die Schicht
nicht abblättert, und ebenso nachher nicht ablöschen, sondern wir
schwenken das Präparat einigemal in einem Glas voll Wasser hin
und her und stellen es dann schräg bis zum Trocknen auf. (Leich-
tes Erwärmen oder Ventilator beschleunigt dies etwas.)

Eine **Schnellfärbemethode** in Anlehnung an ein von Leishman
angegebenes Verfahren, das ausgezeichnete Resultate gibt, hat
Giemsa mit seinem Farbgemisch angegeben. Es ist folgende:

a) Herstellung des Gemisches: Man verdünnt die käufliche Giemsa-Lösung in einem Tropffläschchen mit dem gleichen Volum Azeton oder Methylalkohol reinster Qualität. (Für die Tropen besser Methylalkohol.) Die Mischung ist gut verschlossen einige Zeit (1 Woche ca.) haltbar.

b) Färbung: Einlegen des Ausstriches mit Schichtseite nach oben in eine Petrischale oder ein besonders hierfür angegebenes Färbewännchen (Karl Zeiß, Jena). Aufgießen von 10—15 Tropfen des Farbgemisches, das man $\frac{1}{2}$—1 Minute einwirken läßt. Dann Zusatz von ca. 5—10 ccm destillierten Wassers, bis das Präparat ganz bedeckt ist, und gut durchmischen durch Hin- und Herschwenken. Nach 10 Minuten ist eine für diagnostische Zwecke genügende Färbung meist erreicht; für andere Zwecke ist entsprechend länger zu färben.

Die Präparate geben sehr klare Bilder, besonders auch für hämatologische Zwecke.

Einfachere Färbemethoden, die zu diagnostischen Zwecken anwendbar sind und in der Hand des Geübten schnelle Diagnose ermöglichen, sind die Manson-Färbung und die Färbung mit Karbolthionin. Für beide Methoden müssen die Ausstriche vorher fixiert sein.

1. **Manson-Färbung.** Diese Färbung ist für rein diagnostische Zwecke bei einiger Übung sehr empfehlenswert, um so mehr, als auch bestimmte Veränderungen der roten Blutkörperchen bei ihr gut hervortreten. Die konzentrierte, vorrätig gehaltene Lösung besteht aus: Methylenblau medicinale purum (Höchst) 2 g, Borax 5 g, destilliertem Wasser 100 g. Von dieser Lösung kommen einige Tropfen in ein Reagenzglas, in das dann so viel destilliertes Wasser gegossen wird, daß die Mischung, gegen das Licht gehalten, eben durchsichtig ist. Die Farbe wird nur für wenige Sekunden (2—3 genügen meist) aufgegossen und sofort abgespült. (Der Anfänger hat stets die Neigung, zu stark zu färben.) Das fertige Präparat muß einen grünlichen Schimmer haben. Die Erythrozyten erscheinen grünlichblau, die Leukozytenkerne blauviolett. Die Kerne der Malariaparasiten färben sich gewöhnlich nur bei Ringen und erscheinen dann dunkelbläulich mit einem Stich in Rot, bei älteren Formen und Gameten erscheinen sie als Vakuolen (s. Taf. II, Abb. 68—72). Das Pigment ist stets besonders gut sichtbar. Die basophile Punktierung der Erythrozyten und die Polychromasie derselben erscheinen bei dieser Färbung besonders deutlich.

2. Die Färbung mit Karbolthionin erfolgt wie die Bakterienfärbung mit diesem.

Die Aufbewahrung der Präparate. Ungefärbte Präparate müssen trocken aufbewahrt werden, am besten über gekörntem Chlorkalzium in Glasgefäßen mit eingeschliffenem Deckel; vorherige Alkoholfixierung ist zu empfehlen.

Gefärbte Präparate halten sich wegen Nachsäuern des Kanadabalsams und Zedernöls schlecht unter diesen Einschlußmitteln. Man entfernt deshalb das Zedernöl und bewahrt sie ohne Deckglas unter Staubschutz trocken auf. Einschließen in flüssigem Paraffin, wobei das Deckglas zu umranden ist, hat sich sehr gut bewährt (Giemsa).

Hämatologische Bemerkungen.

Bei der Untersuchung auf Malariaparasiten interessieren uns hämatologisch zunächst die roten Blutkörper.

Die Form der roten Blutkörper ist eine pessar- oder glockenförmige, wobei der mittlere Durchmesser geringer ist als die seitlichen. Daher erscheint im ungefärbten sowie im mäßig stark gefärbten Präparat die Mitte heller, oft ganz durchscheinend. Beim anämischen Blut ist dies noch deutlicher. Der — im einzelnen noch strittige — Bau der roten Blutkörper läßt sich gerade bei Malaria durch das Auftreten von Degenerations- und Zerfallsformen gut studieren. Die normalen, erwachsenen roten Blutkörper färben sich nach Giemsa orangefarben bis grau (oft also mit hellerer Mitte). Bei dem besonders bei chronischer Malaria starken Blutkörperverlust und der entsprechend einsetzenden Regeneration können bei ihr kernhaltige rote Blutkörper (und zwar Normoblasten, Megaloblasten und Mikroblasten) im peripheren Blut auftreten. Ihr Kern erscheint bei Giemsa-Färbung dunkelviolett oft in strahliger Schattierung; nur die Färbung des Protoplasmas läßt sie manchmal von Lymphozyten unterscheiden. Hierher gehören ferner Erythrozyten mit Kernkugeln, die als dunkelviolett bis rötliche runde Scheibchen oder Punkte, meist in Ein-, manchmal in Mehrzahl in Erythrozyten auftreten (siehe Tafel I, Abb. 9 u. 10).

Häufigere Formen jugendlicher Erythrozyten bei Malaria sind polychromatische Erythrozyten; sie erscheinen bei Giemsa-Färbung dunkler mit einem Stich ins Blaugraue (siehe Tafel I, Abb. 11), bei Manson-Färbung — wobei sie besonders gut erkennbar — blaugrau gegenüber den normal gefärbten[1]). Sehr charakteristisch für chronische Malaria sind ferner basophil gekörnte Erythrozyten; sie werden jetzt meist auch als Regenerationsstadien, aber mit degenerativen Veränderungen aufgefaßt. Diese ja auch bei anderen Anämien häufig gefundenen Formen (z. B. Bleivergiftung) zeichnen sich bei Malaria meist durch eine große Feinheit der basophilen Körner aus, die als

---

[1]) Zu ihrem Studium eignet sich besonders Mäuse- und Rattenblut, das sie stets in großer Zahl enthält.

ganz feine, regelmäßige, bei Giemsa und Manson blaugrau-schwärzliche Punktierung auftritt. Erythrozyten mit basophiler Körnung sind oft auch polychromatisch; ebenso können kern-haltige (Normoblasten und Erythrozyten mit Kernkugeln) poly-chromatisch und basophil gekörnt sein. In zu stark gefärbten Präparaten ist die Basophilie oft nicht zu erkennen (s. Tafel I, Abb. 12 u. 13).

Zerfallsformen der roten Blutkörper sieht man in Ma-lariapräparaten häufig; sie sind zum Teil sicher im zirkulierenden Blut vorhanden, zum Teil kommen sie durch große Brüchigkeit der Erythrozyten beim Ausstreichen (evtl. bei mangelhafter Fi-xierung) zustande. Hierher gehören die sog. Pessarformen. Sie sind pessar-, ring- oder schleifenförmige dunkelrote Gebilde, deren Entstehung aus abgeblaßten unregelmäßig konturierten roten Blutkörpern sich leicht verfolgen läßt; sie stellen nicht etwa Randreifen dar, sondern man kann im Gegenteil sehen, wie sie — ähnlich einer zusammenschrumpfenden Gummimembran — im Innern der Blutkörper sich bilden (s. Tafel I, Abb. 21—24).

Häufiger sieht man die wegen ihrer blassen Färbung oft über-sehenen und daher vielfach in der hämatologischen Literatur nicht angeführten „Riesenformen" und „Halbmondkörper", die zuerst von den Gebr. Sergent bei Malaria beschrieben wurden.

Sie können aus nicht parasitierten und aus parasitierten Ery-throzyten (besonders bei Tertiana) entstehen. Im ersteren Falle sieht man um vielfach vergrößerte abgeblaßte, eine Vacuole ent-haltende Erythrozyten, deren Struktur faserig membranös er-scheint, die allmählich — vielleicht durch Quellung — platzen und halbmondförmige zarte rosa Schatten bilden. Genau dieselben Gebilde können aus parasitierten Erythrozyten entstehen, wobei oft zunächst noch eine mehr oder weniger regelmäßige Tüpfelung (ähnlich der Schüffnertüpfelung) im Rand und der Vacuole zu erkennen ist. Der eine von uns (M. Mayer) hat solche Formen im frischen Blut bei Affenmalaria als große Blasen mit Parasiten und dann auch gefärbt zuerst beschrieben[1]); Schilling-Torgau gefärbt dann auch bei menschlicher Malaria. Die Abb. 19 u. 20, Tafel I nach Originalpräparaten erläutern das Gesagte am besten.

Erythrozyten mit Netzstruktur (s. Taf. I, Abb. 14) sieht man auch, besonders bei schlechter Fixierung, nicht selten bei Malaria; der Anfänger kann sie ähnlich wie Erythrozyten mit aufgelagerten Blutplättchen (s. Taf. I, Abb. 15) leicht für Parasiten halten. Diese

---

[1]) M. Mayer, Über Malariaparasiten bei Affen. Archiv f. Protisten-kunde Bd. XII, 1908, S. 314.

Netzstruktur wird auch bei Vitalfärbungen und sog. „Halbvital-
färbungen“ durch kolloidale Veränderungen erhalten.

Erhöhte Resistenz der Erythrozyten im Malariaanfall, ausgesprochener bei Tropika als bei Tertiana, beschrieb
jüngst Netter; große Chinindosen, im Fieberanfall gegeben, erhöhten sie noch.

Die **Blutplättchen** erscheinen bei Giemsa - Färbung rötlich-
violett oft mit dunkler feiner Körnelung und manchmal mit licht-
blauem Protoplasma. Sie liegen bald einzeln, bald zu Haufen frei,
bald auf oder in Ausbuchtungen von Blutkörpern. Bald sind sie
rund, bald oval, zuweilen halbmondförmig, manchmal fein zu-
gespitzt wie Flagellaten (s. Taf. I, Abb. 16). Man muß ihre
Mannigfaltigkeit kennen, um sie nicht für irgendwelche Parasiten
zu halten. Bei Anämie scheinen sie manchmal vermehrt und vergrößert. Daß sie mit der Gerinnung zusammenhängen und bei der
Blutentnahme auch im peripheren Blut sich bilden können, sieht
man leicht bei Anfertigung von Massenausstrichen. Zweig und
Matko beschreiben eine Verminderung im Malariaanfall.

Die **weißen Blutkörper** zeigen bei Malaria oft eine — auch bei
anderen Protozoenkrankheiten — vorkommende Verschiebung
des Blutbildes. Es seien deshalb kurz die Hauptformen, ihr Aussehen bei Giemsa - Färbung und ihre Verhältniszahl (auf 100 weiße
Blutkörper) besprochen (s. Tafel I, Abb. 1—8).
Wir unterscheiden zunächst Granulozyten, deren Bildung
im Knochenmark vor sich geht. Die wichtigsten sind die poly-
nukleären (segmentkernigen) Neutrophilen, diese sind
etwa 2—3 mal so groß als die roten Blutkörper; in ihrem jüngsten
Stadium ist der Kern wurstförmig oval (sog. stabkernige), später
kommt es zu Einschnürungen, so daß er aus 2—3 durch feine
Fäden zusammenhängenden Teilstücken zu bestehen scheint; er
färbt sich nach Giemsa dunkelviolett. Im Protoplasma liegen
zahlreiche feine dunkelviolette Granula unregelmäßig verteilt.
Die Zahl der Neutrophilen beträgt 62—70% aller weißen Blutkörper. Treten mehr jugendliche stabkernige auf als normalerweise, so spricht man von einer Verschiebung des neutrophilen
Blutbildes nach links. Bei Malaria genügt es meist, die Gesamtzahl
der Neutrophilen in Betracht zu ziehen.
Eosinophile Leukozyten ähneln sehr den neutrophilen in
der Kerngestalt, sie haben aber gröbere, scheibchenförmige orange
oder schmutziggrau färbbare Granula, die sehr regelmäßig angeordnet sind, oft ineinander verfließen. Die Zahl der Eosinophilen

beträgt normalerweise nur 2—4%, sie sind aber bei Wurmkrankheiten, insbesondere bei Nematodeninfektion (Trichinen, Filarien) oft enorm vermehrt; wo daher eine solche Vermehrung der Eosinophilen zu sehen ist, muß man an Wurmkrankheiten denken (Malariker aus Tropengegenden!).

Große und kleine Lymphozyten. Die kleinen Lymphozyten erscheinen bei Giemsafärbung ungefähr so groß wie die roten Blutkörper; ihr Protoplasma ist hellblau, der dunkelviolette rundliche Kern füllt fast die ganze Zelle aus. Die großen sind ebenfalls rund, ihr Kern ist dunkel gefärbt; der blaue Protoplasmasaum ist breiter; manchmal enthalten sie auch vereinzelte leuchtend rote Granula. Die Zahl der Lymphozyten beträgt normalerweise 21—25%.

Eine wichtige Rolle bei der Malaria spielen die sog. großen Mononukleären und Übergangsformen. Sie sind manchmal nicht leicht von den großen Lymphozyten zu unterscheiden. Ihr Protoplasma ist schmutzig-hellblau oder graublau, häufiger rötlich bis blaßviolett. Im Protoplasma können auch feine neutrophile Granula enthalten sein. Der Kern ist heller als bei Lymphozyten, unregelmäßiger, oft eckig, der Protoplasmasaum breit, die Zelle oval unregelmäßig. Sie spielen bei allen Protozoenkrankheiten eine Rolle, indem sie bei solchen relativ vermehrt sind. Ihre Zahl beträgt normalerweise 4—8%.

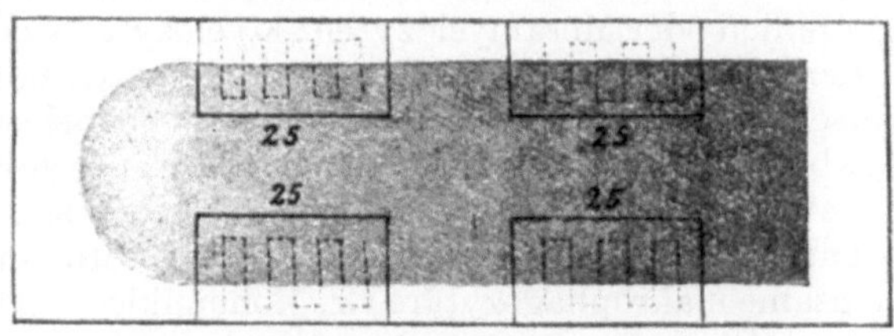

Abb. 16. Richtiger Ausstrich mit Zählfeldern für je 25 Leukozyten; Untersuchung in Mäanderlinie (Nach Schilling-Torgau.)

Will man das leukozytäre Blutbild genauer studieren, so muß man die weißen Blutkörper auszählen, dies geschieht in der Regel in einem gefärbten Ausstrich; man zählt 100—200 weiße Blutkörper durch, indem man nahe den Seiten mäanderartig das Präparat durchmustert und die Zahlen in Listen einträgt. (Schilling-Torgau hat hierzu praktische Formularblocke mit Abbildungen der Formen eingeführt (Carl Zeiß, Jena, Filiale Hamburg).

Normale Verhältniszahlen der Leukozyten im peripherischen Blute.

Neutrophile Leukozyten:

a) segmentkernige	. . . .	63 %	(58—66)
b) stabkernige	. . . .	4 %	(3—5)
c) Myelozyten	. . . .	0 %	(1)
d) Metamyelozyten	. . . .	0 %	

Eosinophile Leukozyten	3,5%	(2—4)
Basophile Leukozyten	0,5%	(0—1)
Lymphozyten	23 %	(21—25)
Gr. Mononukleäre	3 %	
Übergangsformen	3 %	

Die Erscheinungen des leukozytären Blutbildes bei Malaria faßt V. Schilling[1]) folgendermaßen zusammen.

„Die Leukozytose der Malaria ist ein interessantes und bei sehr geringen Parasitenzahlen auch wichtiges Spiegelbild des Infektionsverlaufes (Kelsch, Vincent, Türk, Pöch u. a.). Allgemein entsteht sehr bald eine Neigung zur Verminderung der Neutrophilen mit Erhöhung der Lymphozyten und Gr. Mononukleären bei subnormalen Zahlen. Der jedesmalige Anfall (Teilungsprozeß) bewirkt jedoch eine bald vorübergehende Zunahme der Neutrophilen mit ausgeprägter Verjüngung ihres Kernbildes. (Arneths Verschiebung nach links) durch Auftreten von jugendlichen Neutrophilen oder Metamyelozyten; Myelozyten sind selten. Kurz nach dem Anfall sinken die Neutrophilen stark unter normal: die Verschiebung durch ‚Stabkernige‘ bleibt jedoch während des Intervalls bestehen (Gothein, V. Schilling, Scheerschmidt). Durch die freiwerdenden Pigmente, zugrunde gehende Erythrozyten usw. entsteht jetzt die ausgeprägte, allen Protozoenkrankheiten gemeinsame makrophagozytäre Gr. Mononukleose (Dolega, Stephens und Christophers u. a.), die besonders bei frisch behandelten Fällen sehr hohe Grade (bis über 30%) erreichen kann. Die herrschende Zellart im Intervall und in der Heilung sind dann die Lymphozyten. Die Eosinophilen verhalten sich wie während der meisten fieberhaften Infektionen: sie sinken im Anfall oder verschwinden und steigen im Intervall bis zur leichten Eosinophilie in der Rekonvaleszenz.“

Eine starke Zunahme der Gerinnungsfähigkeit des Blutes stellte Leger bei Tropika, insbesondere bei perniziöser Form fest; bei Tertiana war sie unverändert.

---

[1]) Kraus - Brugsch, Spez. Pathol. und Therapie, Kap.: Die Tropenkrankheiten, S. 801.

Für Malariauntersuchungen wichtige Blutveränderungen sind demnach:

1. Rote Blutkörper: Polychromasie; Basophilie.
2. Weiße Blutkörper: Vermehrung der großen Mononukleären.

Diese Veränderungen dienen hauptsächlich zur Hilfe bei der Diagnose bei Malarikern ohne Anfall; bei chronischen Formen; bei Leuten, die schon durch einige Dosen Chinin das Fieber unterdrückt haben. Im Anfall — besonders bei Erstlingsfiebern — können sie fehlen und insbesondere die Mononukleose vorübergehend durch eine Vermehrung der Neutrophilen verdeckt sein.

Über das Blutbild bei Malaria und seine Auffassung sind gerade in letzter Zeit wieder eine Reihe von Arbeiten erschienen, die zeigen, daß auch hier, wie bei anderen Krankheiten, die Meinungen der Hämatologen oft auffallend von einander abweichen. Umso mehr muß betont werden, daß alle Blutveränderungen nur als Hilfsmittel zur Diagnose anzusehen sind, während das Hauptgewicht auf den Nachweis von Parasiten — bei chronischen und larvierten Formen gegebenenfalls unter Zuhilfenahme unschädlicher Provokationsverfahren — zu legen ist.

Zoologische Vorbemerkungen.

Die Malariaparasiten gehören dem niedersten Stamm des Tier-
reichs an, den Protozoen.

Die einzelligen Protozoen müssen innerhalb des Formwertes
einer einzigen Zelle die Funktionen, die bei den Mehrzelligen,
den Metazoen, auf bestimmte Zellgruppen (Gewebe, Organe) verteilt sind, allein verrichten, ähnlich anderen Protisten (den Bakterien usw.). Diese hauptsächlichsten Funktionen sind Bewegung,
Ernährung und Fortpflanzung. Bestimmte Differenzierungen innerhalb der Protozoenzelle dienen diesen Zwecken. Es ergibt sich
daraus, daß Biologie und Physiologie der Protozoen sehr kompliziert sein müssen; ihre Kenntnis ist aber besonders auch für
das Studium der pathogenen Formen und ihrer pathogenen Wirkung von größter Bedeutung[1]).

Die Zellsubstanz der Protozoen, das Protoplasma ist meist
von zähflüssiger Konsistenz; es kann sekundär Strukturen annehmen, die bald granulärer, bald fibrillärer, meist alveolärer
Natur sind (Wabenstruktur Bütschlis). Bei Giemsa-Färbung
färbt sich das Protoplasma der Protozoen je nach der Dichte mehr
oder weniger intensiv blau.

Außer Protoplasma besitzen die Protozoen Kernsubstanzen,
meist in Form eines oder mehrerer in das Protoplasma eingebet-
teter Kerne. Der von einer Kernmembran umhüllte Kern besteht
aus einem Netzwerk unfärbbarer oder kaum färbbarer Substanz
(Liningerüst, Achromatin), dessen Hohlräume der Kernsaft
(Kernenchylema) ausfüllt. Auf diesem Liningerüst verteilen sich
färbbare Substanzen, besonders dicht liegend an den Knoten-
punkten des Netzwerkes; sie sind das Kernchromatin, das
durch seine Affinität zu bestimmten basischen Farbstoffen die
spezifische Kernfärbung gestattet. Bei Giemsa-Färbung färbt
sich der Kern leuchtend rot und je nach der Menge des Chromatins
mehr oder weniger intensiv; dabei kommt es infolge großer Avi-
dität zu der betreffenden Farbkomponente in der Regel zu einer
Überfärbung des Kernes. Im Zentrum des Kernes findet sich oft

---

[1]) Es sei verwiesen auf: v. Prowazek, Physiologie der Protisten (Einzelligen). Teubner, Leipzig 1911.

ein besonders chromatinreicher Binnenkörper, das Karyosom,
an dem selbst oft wieder ein Zentriol festzustellen ist; von ihm
geht die Kern- oder Zellteilung aus. Manche Protozoen zeigen
dauernd oder vorübergehend eine Differenzierung in 2 Kerne, von
denen der zweite dann die Bewegung zu regulieren hat. Diese
Zweikernigkeit hat vor einigen Jahren Hartmann veranlaßt,
eine Gruppe sonst wenig zusammengehöriger Protozoen, bei denen
zum Teil dieser zweite Kern bzw. sein Zusammenhang mit der
Bewegung nicht sicher bewiesen war, zu einer Ordnung der Bi-
nukleaten zu vereinigen, in die er z. B. die Malariaparasiten,
Piroplasmen, Trypanosomen und verschiedene Flagellaten auf-
nahm. Diese Einteilung hat jedoch keine Anerkennung gefunden;
der von Hartmann angenommene Flagellatenbau gewisser Stadien der Malariaparasiten (Mikrogameten) hat sich bisher nicht
bestätigt.

Die Bewegung der Protozoen ist sehr mannigfach. Während
bei manchen besondere Bewegungsorganellen (Geißeln, Wimpern)
vorhanden sind, haben andere keine konstanten solchen, sondern sie bilden sich in Form von Pseudopodien zeitweise aus;
man spricht dann von amöboider Bewegung. Die Pseudopodien
dienen dann auch gleichzeitig der Nahrungsaufnahme, die bald
gasförmig durch Osmose, bald in fester Form erfolgt. Die Verdauung der Nahrung geschieht oft in sog. Nahrungsvakuolen. Auch
die Malariaparasiten führen solche amöboiden Bewegungen aus
und ernähren sich durch Osmose; auch bei ihnen werden Nahrungsvakuolen beobachtet.

Die Vermehrung der Protozoen ist teils eine ungeschlechtliche (= vegetative Entwicklung), teils eine geschlechtliche (= ge-
nerative Entwicklung). Neuerdings nennt man die ungeschlechtliche Entwicklung Agamogonie und ihre Stadien Agamonten,
die geschlechtliche Gamogonie, ihre Stadien Gamonten (im
unreifen Stadium auch Gametozyten, im reifen Gameten
genannt).

Die ungeschlechtliche Vermehrung kann eine Zweiteilung oder
eine multiple Teilung sein. Bleibt bei letzterer das Muttertier
erhalten, während die jungen Formen sich abschnüren, so spricht
man von multipler Knospung, ist der Zerfall in junge Formen
ein vollständiger, von Zerfallsteilung = Schizogonie. Die ungeschlechtlichen Parasiten selbst heißen dann Schizonten. Die
jungen aus dem Zerfall hervorgehenden Sprößlinge nennt man
auch Merozoiten.

— Nach einer Zeit ungeschlechtlicher Vermehrung setzt bei vielen
Protozoen eine Bildung von Geschlechtsformen (Gametozyten

oder Gamonten) ein, dies ist bei Malaria auch der Fall, doch können
solche auch schon beim ersten Anfall gefunden werden. Es können
also aus einer gewöhnlichen Schizogonie Merozoiten entstehen,
die zum Teil Agamonten (Schizonten), zum Teil Gamonten bzw.
Gametozyten sind. Die weiblichen Geschlechtsformen heißen
Makrogamonten bzw. Makrogametozyten und nach
vollendeter Reife Makrogameten, die männlichen Mikrogamonten bzw. Mikrogametozyten und ihre reifen Stadien
Mikrogameten[1]).

Nach vollendeter Reifung kommt es — oft erst nach Wirts-
wechsel, wie bei Malaria — zur Befruchtung. Ist die Befruchtung eine vorübergehende Vereinigung der Gameten, wobei nur
ein Austausch von Zellkernsubstanz erfolgt, so spricht man von
Konjugation; kommt es zu völliger Verschmelzung eines Makro-
und eines Mikrogameten, zur Kopulation, so entsteht eine nun
männliche und weibliche Kernsubstanzen in inniger Vermischung
enthaltende Kopula, die Zygote heißt und entweder direkt zu einer
Oozyste oder zunächst zu einem beweglichen Stadium = Ookinet wird, der sich dann zur Zyste umbildet. In solchen Oozysten kommt es zur Sporogonie, d. h. unter Wachstum, Kern-
und Protoplasmavermehrung und -teilung über ein Sporoblasten-
stadium, zur Bildung von Sporozoiten, die, nachdem sie frei
geworden sind, den Zyklus der Schizogonie (gewöhnlich in einem
neuen Wirt) von neuem beginnen.

Da nun aber hierbei durch die völlige Verschmelzung der
Geschlechter eine innige Vermischung der Kernsubstanzen eingetreten ist, ist es leicht verständlich, daß auch bei der unter
fortgesetzter Kernteilung erfolgenden Sporozoitenbildung jeder
dieser jungen Keime sowohl männliche wie weibliche Kernanteile enthält und als Schizont beibehält. Daher ist es jederzeit möglich, daß durch Regulierungsvorgänge und bestimmte
Entmischungen plötzlich aus den scheinbar ungeschlechtlichen —
in Wirklichkeit doppelgeschlechtlichen — Formen bei einer Schizogonie getrenntgeschlechtliche Geschlechtsformen entstehen.

Die oben geschilderten Begriffe und Bezeichnungen sollen nur
dem Mediziner das Verständnis des Entwicklungsganges der Malariaparasiten erleichtern; bezüglich der vielen schwierigen Einzelfragen
der Protozoologie muß auf die Sonderliteratur verwiesen werden[2]).

---

[1]) Im Sprachgebrauch der Mediziner hat es sich eingebürgert, allgemein
von Makro- bzw. Mikrogameten und dabei von jungen und erwachsenen
zu sprechen.

[2]) Hierzu insbesondere Hartmann u. C. Schilling, Pathogene Protozoen. Julius Springer, Berlin 1917.

Die Malariaparasiten.

Nomenklatur.

Die Malariaparasiten reihen sich nach der Nomenklatur Dofleins folgendermaßen in sein System der Protozoen.

Stamm Protozoa: I. Unterstamm: Plasmodroma:
III. Klasse: Sporozoa.
    I. Unterklasse: Telosporidia
        I. Ordnung: Coccidiomorpha.
           I. Unterordnung: Coccidia.
           II. Unterordnung: Hämosporidia.
              1. Familie: Hämoproteidae.
              2. Familie: Plasmodidae.

Es ist oben bereits erwähnt, daß das System Hartmanns mit der Aufstellung einer Binukleatenordnung, in die er auch die Malariaparasiten einreihte, keinen Anklang gefunden hat.

Von der Gattung Plasmodium werden heute beim Menschen 3 Arten unterschieden, und zwar:

1. Plasmodium malariae (Laveran), Erreger der Malaria quartana.

2. Plasmodium vivax (Grassi & Feletti), Erreger der Malaria tertiana.

3. Plasmodium immaculatum (Grassi & Feletti), Erreger der Malaria tropica.

Wir halten mit Lühe und Schaudinn diese Bezeichnungen für die jetzt geltenden, die anderen für Synonyme.

Während die Entwicklungsstadien dieser 3 Formen im Menschen durch konstante, morphologische Unterschiede charakterisiert sind, die nach geltenden zoologischen Gesetzen die Aufstellung verschiedener Arten (species) begründen, sind die Stadien der geschlechtlichen Entwicklung in der Mücke bisher noch nicht genau zu unterscheiden; es mag dies an der Technik liegen, die bisher nicht gestattete, dabei so genaue morphologische Einzelheiten zu erkennen, wie im Blute.

Nun sind manche dieser 3 Arten in einem Gebiet gleichzeitig verbreitet; man beobachtet daher Mischinfektionen, man be-

obachtet aber auch, daß bei Individuen, die vorher nur eine Art
im Blute hatten, später Rückfälle mit einer anderen Art auftreten,
ebenso, daß an bestimmten Orten im Frühjahr die eine (Tertiana),
im Herbst die andere (Tropika) Form vorherrscht (s. a. S. 5). Diese
epidemiologischen und klinischen Beobachtungen haben einzelne
Forscher zu der Annahme veranlaßt (Laveran, Plehn), daß es
sich nur um eine Gattung handelt, bei der Umwandlungen der Formen nach Klima und Jahreszeit einträten; diese „Unitarier" haben
heute nur noch wenig Anhänger. Es sei betont, daß nach den
geltenden zoologischen Regeln nur nach morphologischen Grund-
sätzen Arten aufgestellt werden dürfen und daß solche für die
3 oben benannten Arten sicher bestehen[1]).

Eine weitere Aufstellung von Arten ist neuerdings mehrfach
(Stephens, Ziemann u. a.) versucht worden; wir halten diese Formen bis auf weiteres nur für Varietäten einer der 3 genannten Arten.

Geschichtliches.

Laveran hat 1880 die menschlichen Malariaparasiten im
Blute entdeckt; Marchiafava und Celli, die die Entdeckung
zuerst bezweifelten, bestätigten sie dann. Golgi legte 1885 den
Entwicklungsgang der Quartanaparasiten im Blute klar und entdeckte 1886 denjenigen der Tertianaparasiten und seinen Zusammenhang mit dem Fieberverlauf. 1891 fand Romanowski
seine neue Färbemethode, die genaue Einzelstudien ermöglichte.
1897 entdeckte Mac Callum die Befruchtung der Makrogameten
und ebenfalls 1897 fand Roß, nachdem er bereits nach Man-
sons Anleitungen Anfänge bei Proteosoma 1895 gefunden hatte,
den Beginn der Entwicklung der Tropika in der Mücke, und im
Jahre 1898 die ganze Entwicklung der Vogelmalaria in der Mücke.
Grassi beschrieb dann 1898 die ganze Entwicklung der Tropika
in Anopheles und später auch der anderen Formen; er faßte sie
in „Die Malaria", Studien eines Zoologen 1901 zusammen, die
klassische Abbildungen enthalten; 1903 veröffentlichte Schaudinn
seine Arbeit über Plasmodium vivax, die viele morphologische
Einzelheiten und vor allem die Erklärung der Rückfälle durch
Gametenrückbildung bringt (Arb. a. d. Kais. Ges.-Amt Bd. 19)[2]).

---

[1]) Als Kuriosum sei erwähnt, daß Laveran, der Vorkämpfer der Unitarier
bei den Malariaparasiten trotz morphologischer Unterschiede, ganz im
Gegensatz hierzu verschiedene tierische Trypanosomen meist auf Grund nur
geringer biologischer Unterschiede (Virulenz und Pathogenität für einzelne
Tiere) in eine ganze Anzahl neuer Arten aufgeteilt hat.

[2]) Bezüglich der geschichtlichen Einzelheiten sei auf Ruge, Malariaparasiten in Kolle-Wassermann, Hdb. d. path. Mikroorganismen, II. Aufl.,
Bd. 7, verwiesen.

Morphologie der Malariaparasiten.

Im folgenden seien zunächst die 3 Formen im einzelnen im Blut, und zwar im wesentlichen bei Giemsa-Färbung geschildert, während die Entwicklung im Überträger am Schlusse für alle Arten gemeinsam abgehandelt wird.

1. Plasmodium vivax.

Erreger der Malaria tertiana (Tafel II, Abb. 1—24).

Der Erreger der Malaria tertiana kommt in allen Weltteilen vor, er ist offenbar in Beziehung auf Temperatur zur Entwicklung im Menschen und Überträger am anspruchslosesten, wohl auch am widerstandsfähigsten gegen chemische und physikalische Einflüsse. Wenn durch den Stich einer Anopheline, die reife Sporozoiten in der Speicheldrüse hat, solche auf einen Menschen übertragen werden, heften sie sich kraft ihrer Eigenbewegung an einen roten Blutkörper fest an. Schaudinn hat im Experiment den Vorgang verfolgt und ein Eindringen in den Erythrozyten beobachtet. Dort — mögen sie nun mitten darin oder an der Oberfläche des Blutkörpers haften — runden sie sich ab und erscheinen im frischen Präparat als heller mattglänzender Fleck, der umhertanzt. Der Kern tritt bei Abblendung oft deutlich als stark lichtbrechendes Kügelchen mit scharfer Begrenzung hervor; allmählich wird der Parasit größer, unregelmäßiger und bald kann man bräunliche Pigmentkörner in Molekularbewegung darin erkennen. Bei weiterem Wachstum kann man sehen, wie der Parasit amöboide Bewegungen ausführt, wobei lange Pseudopodien von den verschiedensten Seiten ausgestreckt und wieder eingezogen werden, unter Auftreten von Vakuolen, die wieder verschwinden können. Dieses wechselvolle bewegungsreiche Spiel hat zu dem Artnamen „vivax" Veranlassung gegeben.

Die näheren Einzelheiten lassen sich besser am gefärbten Präparat verfolgen. In diesem erscheint bei Giemsa-Färbung der jüngste Parasit als Ring, der einen blauen Protoplasmasaum darstellt und an irgendeiner Stelle, meist auf dem Saum, seltener innerhalb des Ringes, ein leuchtend rotes Chromatinkorn, den Kern zeigt. Die Größe des jüngsten Ringes beträgt bei Tertiana ungefähr $1/_4$ des Blutkörperdurchmessers. Die im Innern des Ringes sichtbare Höhle, die oft Hämoglobin durchschimmern läßt, manchmal auch ungefärbt erscheint, stellt nach Schaudinn eine Nahrungsvakuole dar. Bei weiterem Wachstum wird zunächst oft noch die Ringform unter Zunahme der Protoplasmabreite und langsamem Wachstum des Kerns beibehalten. Später lassen sich die amöboiden Bewegungen der heranwachsenden Parasiten auch in den gefärbten Präparaten dadurch erkennen, daß dieselben eine regellose, bizarre Gestalt mit Ausläufern und einer oder mehreren Vakuolen annehmen können und dabei die Größe des Blutkörperchens erreichen oder sogar unter gleichzeitiger Vergrößerung des Blutkörperchens dieselbe noch übertreffen. Dabei kann es schon während dieses lebhaften Bewegungsstadiums zu einer Vermehrung und Teilung des Kerns kommen, so daß wir solche amöboide — gewöhnlich halberwachsene genannte — Formen oft schon mit 2—3 Kernen antreffen.

Während man bei den jüngsten Formen das Protoplasma rein blau sieht, treten bei Größerwerden der Ringe, vor allem bei weiterem Wachstum auf ihm zahlreiche feinkörnige, bräunliche bis schwärzliche, unregelmäßige Körnchen auf, das Malariapigment, das aus dem verdauten Hämoglobin gebildet wird und ein dem Hämatin nahestehendes Verdauungsprodukt des Hämoglobins darstellt.

Bei weiterer Reifung werden die Bewegungen des Parasiten langsamer, er stellt sie schließlich ganz ein, die Vakuolen verschwinden und er rundet sich ab. Mit diesem Aufhören der vegetativen Tätigkeit beginnen die Vorbereitungen zur Fortpflanzung durch die fortschreitende Aufteilung der Kernsubstanz. Anfangs in unregelmäßigen Brocken leuchtender Chromatinmassen verteilt, werden diese allmählich kleiner und zahlreicher und erreichen eine Zahl von 12—24 kleiner, runder neuer Kerne, die bei Tertiana unregelmäßig, maulbeerenförmig angeordnet sind. Mit der Abrundung und beginnenden Teilung sammelt sich allmählich das vorher fein verteilte Pigment zu größeren Schollen und wird zu ein oder zwei Klumpen in der Mitte oder seitlich der reifen Teilungsformen gelagert. Inzwischen hat sich um jedes neue Chromatinteilchen, das also einem jungen Kern entspricht, ein Protoplasmahäufchen angesammelt, und schließlich kommt es zum Platzen des Gebildes, und die jungen Sprößlinge (Merozoiten) werden frei. Dabei bleibt das Pigment als Restkörper zurück und wird hauptsächlich in inneren Organen phagozytiert.

Die freien Merozoiten sind bald rundlich, bald oval, bald stäbchenförmig, bald amöbenähnlich (s. Tafel II, Abb. 13). Ihr Kern liegt bald in der Mitte, bald exzentrisch. Schaudinn hat an ihnen amöboide Bewegungen beobachtet und sah ihr aktives neues Eindringen in rote Blutkörper. Neben diesem aktiven Eindringen werden aber die freien Merozoiten zweifellos auch mechanisch an Blutkörperchen herangeschwemmt, kleben an ihnen an und können so eindringen. Sind die aus der Teilung

hervorgegangenen Merozoiten ungeschlechtliche Formen (Agamonten, Schizonten), so erscheinen sie wieder im jüngsten Stadium als Ringe und beginnen den Zyklus aufs neue. Die ganze
Dauer der Entwicklung von Teilung zu Teilung beträgt
bei Malaria tertiana 48 Stunden, sodaß jeden dritten
Tag ein Anfall auftritt. Sind zwei Generationen im Blute, so
entsteht dann das Bild der Tertiana duplicata, das
Quotidianfieber.

Es kann ein Blutkörperchen gleichzeitig von mehreren Parasiten befallen werden, so daß Zwei- und Mehrfachinfektionen ein-
und desselben Blutkörperchens nicht selten sind, dabei gelangen
aber meist nicht alle Parasiten zur völligen Reife, so daß man
zwei oder gar mehr reife Teilungsformen in einem Blutkörper
selten zu Gesicht bekommt.

Außer diesen ungeschlechtlichen Formen treten aber auch
im Blute die für die Weiterentwicklung im Überträger bestimmten Geschlechtsformen (Gametozyten, Gamonten, Gameten) in
charakteristischer Gestalt in Erscheinung. Diesen Geschlechtsformen sind — und das gilt für alle 3 Plasmodienarten — bestimmte
Merkmale eigen, die die weiblichen und männlichen Formen fast
aller Protozoen erkennen lassen. Die weiblichen Formen (Makrogametozyten, Makrogamonten, Makrogameten), die noch ein
langes Leben zu erfüllen haben, besitzen meist ein sehr nährstoff-
reiches, dichtes Protoplasma, das sich demgemäß nach Giemsa
einheitlich stark blau färbt. Ihr Kern ist meist dicht und sehr
chromatinreich, färbt sich demnach intensiv rot. Die männlichen
Formen (Mikrogametozyten, Mikrogamonten) dagegen haben meist
nach erfolgter Reifung (Mikrogametenbildung) und Befruchtung
ihr Leben als selbständige Zelle erfüllt, brauchen deswegen ein
weniger reichliches Protoplasma, dagegen wegen des Zerfalls in
die Mikrogameten ein reiches lockeres Kernsystem. Infolgedessen
färbt sich ihr Protoplasma sehr blaß, der Kern zeigt eine netz-
artige Chromatinanordung, und oft erfüllen Chromatinteilchen
große Teile des Protoplasmaleibes.

Ob schon bei der Übertragung von der Mücke Sporozoiten
überimpft werden, die gleich zu Geschlechtsformen werden, ist
noch nicht erwiesen. Solche entstehen in der Regel erst nach
einigen Teilungen, aber auch schon bei der ersten Teilung (im
ersten Anfall) aus Merozoiten. Biedl sah auch schon in der
Inkubation solche. Die jüngsten Formen beider Geschlechter
sind voneinander oft kaum zu unterscheiden und stellen kleine
ovale blaue Scheibchen dar, bei denen in der Mitte oder seitlich
ein rotes Chromatinkorn liegt. Dieser Kern kann von einem

hellen Hof umgeben sein, niemals aber tritt eine ringähnliche
Gestalt mit ausgesprochener Nahrungsvakuole auf. Bei weiterem
Wachstum bleiben beide Geschlechter stets rundlich, amöboide
Bewegungen sind nicht zu erkennen[1]). Die weiblichen Formen erscheinen später als dunkelblaue ovale Gebilde, deren
Kern meist seitlich gewöhnlich schräg an einem der Pole gelagert
ist und als intensiv gefärbter länglicher Chromatinkörper erscheint,
um den manchmal ein schwach oder ungefärbter Hof erkennbar
ist. Die Gebilde erreichen bei völliger Reife fast die doppelte
Größe wie die Erythrozyten. Das blaue Protoplasma ist sehr
reich überlagert von braunschwarzen Pigmentkörn-
chen. Diese sind viel zahlreicher als bei ungeschlechtlichen
Formen.

Die männlichen Geschlechtsformen (Mikrogamonten,
Mikrogametozyten), in der Form gleichfalls rundlich oval, färben
sich blaßbläulich bis rosa, ihr Kern liegt meist in der Mitte als
netzartig aufgelockerte Chromatinmasse, fast die ganze Breite des
Parasiten einnehmend. Die männlichen Formen sind gewöhnlich
etwas kleiner als die weiblichen; wenn sie völlig reif sind, können
sie durch die gleichmäßige Verteilung von Kernsubstanz über den
ganzen Parasiten im ganzen unregelmäßig leuchtend rot erscheinen. Auch sie zeichnen sich durch ein sehr reichliches über sie
verteiltes Pigment aus.

Dieser Pigmentreichtum der Geschlechtsformen
läßt solche sowohl im ungefärbten Präparat als im Dunkelfeld
als auch im Dickentropfenpräparat bei einiger Übung sehr leicht
von den ungeschlechtlichen Formen unterscheiden; insbesondere
sind lebhafte Molekularbewegungen des zahlreichen feinen zer-
streuten Pigments charakteristisch.

Doppelinfektionen von Blutkörpern mit geschlechtlichen und
ungeschlechtlichen Formen kommen vor; gelangen letztere zur
Teilung, so ist meist eine scharfe Trennungslinie zwischen diesen
und dem Gameten sichtbar, was wegen der Gametenrückbildung
(s. S. 100) wichtig ist.

Verhalten der Blutkörper bei Malaria tertiana. Gewöhnlich
werden von den Parasiten reife Erythrozyten befallen, jedoch
dringen sie bisweilen auch, wenn sie dazu Gelegenheit haben, in
jugendliche Formen ein. Es können also polychromatische und
basophile, ja kernhaltige Blutkörper parasitiert werden.

Im Verlauf der Tertianainfektion erleiden die Blutkörperchen

---

[1]) Die lebhafte Molekularbewegung des Pigments in Gameten darf nicht
mit solcher verwechselt werden.

ganz charakteristische Veränderungen, und zwar gleichgültig, ob es sich um Infektion mit ungeschlechtlichen oder geschlechtlichen Formen handelt. Die befallenen Blutkörper werden zunächst abgeblaßt und mit dem Größenwachstum der Parasiten — aber auch schon vorher — vergrößert. Bei guter Färbung sieht man dann schon im Anfangsstadium der Entwicklung in den Blutkörperchen eine feine, ganz gleichmäßige rote Tüpfelung auftreten. Diese heißt nach ihrem Entdecker Schüffnersche Tüpfelung. Die Tüpfel sind zunächst ganz feine, fast chromatinrote, gleichmäßig große runde Pünktchen, die in regelmäßiger Anordnung den ganzen Blutkörper bedecken, während die dazwischenliegenden Stellen nur ganz schwach gefärbt erscheinen. Mit dem Wachstum der Parasiten werden die Tüpfelchen intensiver und etwas größer, und schließlich scheint der ganze Blutkörper nur noch aus solchen Tüpfeln zu bestehen. Sie leuchten durch die Vakuolen und das Protoplasma der Parasiten durch und umgeben die Parasiten in reiferen Stadien oft nur noch als schmaler getüpfelter Saum. Wenn Parasiten zugrunde gehen, können Reste getüpfelter Blutkörper übrigbleiben, wie Abb. 17 und Abb. 18, Tafel I aus dem gleichen Präparate zeigen. Auch bei dem Zerfall reifer Teilungsformen bleiben oft Reste des Blutkörpers zum Teil mit erhaltener Tüpfelung zurück, ähnlich den Halbmondschatten, wie sie oben beschrieben sind (s. Abb. 11 u. 12, Tafel II)..

Diese Schüffner-Tüpfelung, die also nicht zum Parasiten selbst gehört, ist für Tertiana charakteristisch und wird nur ganz selten bei den anderen Formen beobachtet; sie mit Basophilie zu identifizieren, wie das jüngst geschehen ist (Klieneberger), ist ganz unverständlich.

Außer dieser regelmäßigen Tüpfelung hat aber Brug 1910 namentlich bei jüngeren Tertianaformen auch das Auftreten gröberer unregelmäßiger roter Flecken beschrieben, wie es sonst nur bei Tropika vorzukommen pflegt; diese Tertianafleckung, wie er sie nennt, ist nur bei besonders intensiven Färbungen zu erhalten.

Die Bedeutung der Schüffnerschen Tüpfelung wird noch umstritten. Daß sie direkt durch die amöboide Bewegung der sehr lebhaften Tertianaparasiten verursacht werde, wie heute noch manche Forscher annehmen, ist deshalb sicher falsch, weil sie auch bei den kaum beweglichen Geschlechtsformen stets sehr ausgeprägt ist. Wohl aber ist bei diesen großen und lebhaften Parasiten sicher der Stoffwechsel ein sehr reger und ruft sie so indirekt hervor. Schaudinn hat schon vermutet, daß es sich um gewisse Ausfällungen handle, und nahm an, daß zunächst die leicht verdaulichen

Protoplasmabestandteile der befallenen Blutkörper resorbiert würden, während die Kernsubstanz, die bei den reifen Blutkörperchen innig mit dem Protoplasma vermischt sei, der Verdauung am längsten Widerstand leiste und so die Schüffner-Tüpfelung eine Art Ausfällung der chromatischen Kernbestandteile des Blutkörperchens darstelle. Auch wir sind der Ansicht, daß es sich bei der Schüffner-Tüpfelung wie bei den gröberen Fleckungen (Perniziosafleckung, Tertianafleckung) um kolloidale Entmischungen und Ausfällungen handle.

Praktisch wichtig ist es, daß bei Tertiana in den Dikken-Tropfenpräparaten das Stroma und die Schüffner-Tüpfelung der befallenen roten Blutkörper im Gegensatz zum Stroma der nicht befallenen meist gut erhalten bleibt und so die Diagnose erleichtert (s. Tafel III).

2. Plasmodium malariae.

Erreger der Malaria quartana (Tafel II, Abb. 51—67).

Der Erreger der Malaria quartana ist von allen 3 Arten relativ am seltensten. Er ist nicht auf heiße Länder beschränkt, kommt aber, wo er verbreitet ist, gewöhnlich nur örtlich begrenzt vor. Relativ häufig ist er in Ostasien. In Europa sind auch Fälle in Deutschland beschrieben.

Der Parasit der Quartana ist nicht sehr amöboid beweglich. Die jüngsten ungeschlechtlichen Formen stellen etwas kleinere Ringe als die der Tertiana dar, diese nehmen bald unregelmäßige Gestalt an und zeigen vor allem die Neigung, sich quer über den ganzen Blutkörper auszustrecken, so daß sie als ganz schmale Bänder über ihn hinwegziehen. An irgendeiner Stelle eines solchen schmalen Bandes liegt dann ein Chromatinkorn. Bei weiterem Wachstum wird das Gebilde breiter, enthält manchmal, aber nicht immer, noch eine Zeitlang eine Vakuole und bildet schließlich ein breites über einen großen Teil des Blutkörpers hinwegziehendes Band. Gewöhnlich in der Nähe eines Randes liegt der Kern, der sich oft schon länglich gestreckt hat oder gar schon in zwei Teile geteilt ist. Die ungeschlechtlichen Formen der Quartana zeichnen sich durch ein sehr feines, oft goldgelbes Pigment aus, das sich mit Vorliebe in der Nähe der Ränder des bandartigen Parasiten anhäuft.

Werden die Parasiten reif, so füllen sie den ganzen Blutkörper aus, enthalten im Innern einige Chromatinbrocken, und schließlich sammeln sich um einen oder einige Klumpen von Pigment oft in regelmäßiger Anordnung die jungen Kerne in der

Peripherie an. Sie betragen bei Quartana meist 8—12, selten auch 16. Wegen ihrer regelmäßigen Anordnung hat man die Quartanateilungsform mit der Form einer Gänseblume verglichen. Schließlich platzen die Teilungsformen, und der Zyklus beginnt genau wie bei Tertiana von neuem. Die ganze ungeschlechtliche Entwicklung bei Quartana dauert 72 Stunden, wodurch also der Anfall jeweils am 4. Tage auftritt. Sind mehrere Generationen im Blute, so kann auch, von diesen ausgelöst, an den Zwischentagen Fieber auftreten und so das Bild einer Quartana triplicata entstehen.

Die Geschlechtsformen der Quartana verhalten sich im Bau ganz genau wie diejenigen von Plasmodium vivax, nur sind sie im reifen Stadium bedeutend kleiner, indem sie die Größe eines Blutkörperchens nicht überschreiten. Manchmal ist es im Präparat nicht leicht, ein breites Band mit noch ungeteilter Chromatinmasse von einer Geschlechtsform zu unterscheiden.

Die Blutkörper werden bei Quartana in der Regel nicht vergrößert, nicht abgeblaßt und zunächst nicht sichtbar verändert. In ganz seltenen Fällen konnten wir bei ihr Schüffner-Tüpfelung und Brug jene gröbere Fleckung sehen.

3. Plasmodium immaculatum.

Erreger der Malaria tropica (Tafel II, Abb. 25—50).

Bei diesem Parasiten herrschen in der Benennung verschiedene Unstimmigkeiten; so hält Doflein in seinem System für ihn die Gattung Laverania noch aufrecht, reiht ihn aber bei der Besprechung in die Gattung Plasmodium ein. Ziemann teilt die Gattung Laverania noch in 2 Arten (malaria und perniciosa). Wir halten die Aufstellung einer besonderen Gattung wegen der besonderen Gestalt der Geschlechtsformen (die im reifen Stadium wegfällt) für überflüssig und folgen in der Benennung Schaudinn, Lühe und Hartmann. Den Populärnamen Tropikaparasit und Malaria tropica behalten wir bei, da sie ihr Hauptverbreitungsgebiet in den Tropen haben. Malaria perniciosa und Perniziosaparasit sind irreführend, da auch bei anderen Formen perniziöse Zustände beobachtet sind. Verbreitet ist der Tropikaparasit, außer in den eigentlichen Tropen, im Mittelmeergebiet und anderen warmen Gegenden, ist aber auch in unseren Breiten zur heißen Jahreszeit übertragungsfähig.

Die ungeschlechtlichen Formen der Tropika sind in ihren jüngsten Stadien viel kleiner und feiner als die der Tertiana. Sie stellen meist winzig kleine Ringe mit einem feinen blauen

Protoplasmasaum dar. Oft sind die Ringe verzerrt, langgezogen oder liegen als längliche bogenförmige Stäbchen direkt dem Rande an. Manchmal ragen auch Ringe über die Peripherie des Blutkörperchens heraus. Der Kern erscheint zunächst als kreisrundes Korn, das im blauen Saum oder auch in der Vakuole liegt. Sehr frühzeitig sieht man aber oft schon bei den Ringen den Kern länglich gestreckt, hantelförmig und findet dann alle Stadien bis zu doppelkernigen Ringen, wobei die 2 Kerne zunächst nebeneinander liegen, dann aber an 2 entgegengesetzte Pole verlagert werden können. Auch mehrkernige Ringe können so entstehen. Wir sind der Ansicht, die auch schon von anderen Autoren geäußert wurde, daß es sich hierbei um vorzeitige Zweiteilungen der Tropikaparasiten handelt. (Vielleicht erklären diese fortgesetzten Teilungen auch den charakteristischen Fieberverlauf der Tropika.) Außer dieser Doppelkernigkeit sieht man besonders bei Tropika (aber auch bei den anderen Formen) bei den Ringen oft ein kleines neben dem Kern oder in der Vakuole liegendes winzig kleines punktförmiges Chromatinkorn, das der eine von uns (Mayer) auch bei Affenmalaria konstant beobachtet hat (s. Tafel II, Abb. 27 u. 52). Diese Zweikernigkeit bedeutet vielleicht eine Reduktion, wie auch Ziemann annimmt, hat aber sicher nichts mit der Zweikernigkeit der Flagellaten im Sinne Hartmanns gemein.

Bei weiterem Wachstum sehen wir beim Tropikaparasiten in der Regel nur etwas größere Ringe von sog. Siegelringform im peripheren Blut, an denen manchmal spärliches Pigment zu erkennen ist. Die reiferen Formen der Tropika und die Teilungsformen findet man in der Regel nicht im peripheren Blut; sie treten bei schweren perniziösen Fällen darin auf und bedeuten, wenn sie sonst im peripheren Blut gefunden werden, klinisch immer eine Gefahr. Die Teilung erfolgt gewöhnlich in den Kapillaren des Gehirns und im Knochenmark. Die Teilungsformen entsprechen der Form nach genau denen der Tertiana, nur sind sie winzig klein, füllen ein Blutkörperchen meist nicht einmal ganz aus; sie zerfallen in 8—12—24 Sprößlinge. Die Teilung dauert ungefähr 48 Stunden.

Die Geschlechtsformen der Tropika ähneln in ihren jüngsten Stadien denen der Tertiana. Allmählich aber strecken sie sich, werden länglich oval und dehnen, sobald sie die Größe des Blutkörperchens erreicht haben, dasselbe mit sich aus. Im herangewachsenen Stadium stellen sie dann länglich ovale, leicht gekrümmte konkavkonvexe Gebilde dar, die man Halbmonde benannt hat. Die Weibchen haben bei Giemsafärbung ein dichtes blaues Protoplasma, einen dichten roten in der Mitte oder nahe einem Pol liegenden relativ kleinen Kern. Das Pigment klebt mit Vorliebe auf dem Chromatin und verdeckt daher oft den Kern in Form dicker braunschwarzer Brocken. Die männlichen Halbmonde sind blasser, haben ein rötliches Protoplasma, einen sehr aufgelockerten Chromatinkern, der oft in der Nähe eines Poles liegt, und reichliches bräunliches Pigment, das den Kern manchmal überlagert, manchmal aber auch an einer anderen Stelle angehäuft ist. Man findet in der Regel hauptsächlich erwachsene Halbmonde im peripheren Blut, während die jugendlichen Formen bei Obduktionen besonders reichlich im Knochenmark gefunden werden. Bei komatöser Malaria sahen wir solche auch massenhaft kurz vor dem Tode im peripheren Blute.

Völlig reife Halbmonde runden sich ab. Dies geschieht in der Regel nicht im Kreislauf, kann aber bei der Blutentnahme eintreten, so daß man reife abgerundete Tropikageschlechtsformen (besonders männliche), die früher Sphären genannt wurden, gelegentlich in Präparaten — besonders auch in Dicken-Tropfen- und Frischpräparaten — antreffen kann (s. Tafel II, Abb. 47—50).

Veränderungen der roten Blutkörper bei Tropika. Entsprechend der Kleinheit der Parasiten erleiden bei der ungeschlechtlichen Entwicklung die roten Blutkörper keine Vergrößerung. Oft aber kann man an ihnen insbesondere bei intensiver Färbung (auch bei absichtlich mangelhafter Fixierung) eine charakteristische Fleckung beobachten, die nach ihrem Entdecker Maurersche Perniziosafleckung heißt. Es treten dabei unregelmäßige chromatinfarbene rote Flecken oder Ringe oder Schleifen, gelegentlich auch ein intensiv rot gefärbter Rand an dem infizierten Blutkörperchen auf. Diese Fleckung gehört also nicht zum Parasiten und bedeutet wohl, wie oben (S. 94) erwähnt, nur eine Ausfällung seitens der Erythrozytensubstanz (s. Tafel II, Abb. 33).

Bei den Geschlechtsformen dehnt sich das Blutkörperchen mit dem Längenwachstum beträchtlich aus, es wird dabei zum Teil abgeblaßt, oft aber umgibt es schließlich den Halbmond in Form einer intensiv, fast chromatinrot gefärbten, nach außen unregelmäßig ausgezackten Kapsel. Andererseits sieht man oft an der konkaven Seite noch einen feinen, bogenförmig vorspringenden Saum als Rest des Blutkörperchens. Wenn die Halbmondkapsel gut ausgebildet ist, können namentlich männliche Halbmonde dann im ganzen intensiv rot erscheinen.

Die Malariaparasiten im Dicken-Tropfenpräparat (Tafel III).

Die S. 73 u. 75 beschriebenen Dicken-Tropfenpräparate sind zur Diagnosestellung der Malaria heute ein unentbehrliches Hilfsmittel

geworden. Gestatten sie doch dadurch, daß man in einem Gesichtsfeld eine viel größere Blutmenge als im Gesichtsfeld eines dünnen
Ausstriches, eines Frischpräparats oder eines Dunkelfeldpräparats
durchmustern kann, auch bei ganz spärlichem Parasitenbefund
verhältnismäßig rasch die Diagnose zu stellen. Es gehört einige
Übung dazu, die Parasiten, die dabei etwas geschrumpft aussehen, im Anfang zu erkennen, und dies hat scheinbar manche
Untersucher überhaupt abgeschreckt, sich der Methode zu bedienen. Wenn man sich zunächst Dicke-Tropfenpräparate von
vorher positiv befundenen Fällen anfertigt, kann man sich selbst
rasch das Aussehen der Parasiten einprägen.

Im Dicken-Tropfenpräparat nach Giemsa-Färbung sieht man
einen körnigen, netzartigen, rötlichgrauen Untergrund, auf dem
gelegentlich noch die Umrisse schlecht ausgelaugter Erythrozyten
zu erkennen sind. Vor allem findet man in einem Gesichtsfeld
stets eine Anzahl weißer Blutkörper, die teils geschrumpft erscheinen mit schlechten Umrissen; teils sind die Kerne geplatzt
und erscheinen heller, unregelmäßiger. Bei einiger Übung lassen
sich die Leukozytenformen leicht darin differenzieren und auch
Eosinophile gut erkennen (s. Tafel III). Dazwischen sieht man
Blutplättchen vereinzelt oder in Haufen, deren Zahl größer ist,
wenn das Blut schon vor dem Verteilen in Gerinnung begriffen
war. Rote und blaue Farbniederschläge, aufgefallener Staub und
bei schlechter Bedeckung und langer feuchter Aufbewahrung
gelegentlich auch Bakterien, Pilzfäden, Hefen (ja Fliegenkot und
Flagellaten aus solchem) kommen im Dicken-Tropfenpräparat vor.
Die Diagnose auf Malariaparasiten darf nicht aus leuchtend
roten Körnern allein gestellt werden, sondern es muß auch bei
den jüngsten Ringformen stets ein blauer Protoplasmateil deutlich
zu erkennen sein. Jüngste Tertiana-, Quartana- und Tropikaringe
erscheinen teils in Ringform, teils, besonders bei Tropika, nur
als blaue Scheibchen neben einem roten Chromatinkorn. Halberwachsene Tertianaparasiten sind stets geschrumpft, erscheinen daher dunkler und durch das aufgelagerte
Pigment oft grauer als im dünnen Präparat; meistens sind Reste
des Blutkörperchens als rosa Scheibe oder in gut
erhaltener Schüffner-Tüpfelung bei Tertiana zu erkennen. Bei einiger Übung kann man auch die Gameten sehr gut
unterscheiden, die keine verzerrten Bilder, sondern rundliche
Pigmentanhäufungen mit deutlichem Chromatin zeigen. Die
Gameten der Tropika erscheinen oft blasser, deformiert, sind
aber auch durch ihr Pigment leicht zu erkennen.

Die beiden Abbildungen (Tafel III) von Malaria tertiana und

tropica bringen typische Bilder, bei künstlicher Beleuchtung
gemalt (bei Tageslicht ist das Pigment und dadurch die Parasiten
manchmal noch besser zu erkennen).

Ohne Untersuchung Dicker - Tropfenpräparate darf
heute keine negative Diagnose auf Malariaparasiten
mehr gestellt werden[1]).

Die Malariaparasiten bei Manson-Färbung.

Bei Manson-Färbung, die, wie S. 76 angegeben, nach der
Fixierung nur wenige Sekunden in Anspruch nimmt, kann man
im dünnen Ausstrichpräparat die Parasiten sehr leicht erkennen.
Ihr Protoplasma hat gegenüber dem grünlichen der Erythrozyten
einen mehr blauvioletten, das Chromatin, wenn es sich, wie bei
Ringen, färbt, oft einen rötlichen Farbton. Besonders der Pigmentgehalt läßt ältere Tertiana- und Quartanaparasiten und Halbmonde leicht erkennen (s. Tafel II, Abb. 68—72). Für Dicke-
Tropfenpräparate genügt die Zeit der Färbung oft nicht zum
völligen Auslaugen der Erythrozyten, weshalb vorheriges Auslaugen durch Aufgießen von Wasser zu empfehlen ist.

Die Dunkelfelduntersuchung der Malariaparasiten

bietet keine wesentlichen Vorteile gegenüber der anderen Frischuntersuchung, wenn man auch Halbmonde und reife Gameten,
besonders auch geißelnde, sehr leicht darin auffinden kann.
Biedl[2]) hat neuerdings eine Reihe von Beobachtungen im Dunkelfeld veröffentlicht, seine Behauptung, daß es die einfachste Methode zum Aufsuchen von Parasiten sei, hat bisher niemand bestätigt.

Züchtung der Malariaparasiten.

Vor einigen Jahren veröffentlichte Baß, daß es ihm gelungen
sei, Malariaparasiten künstlich weiter zu entwickeln. Er vermischte
10 ccm Blut mit 0,1 ccm 50proz. Dextroselösung und hielt
die Kulturröhrchen bei 40—41°. Daß es dabei zu Weiterentwick-
lungen kam, ist mehrfach bestätigt worden; es konnte aber nicht
mit Sicherheit bewiesen werden, daß wirklich neue Generationen
entstanden. Auf jeden Fall ist die Frage der Kultur der Malariaparasiten durch die Baßsche Methode noch nicht gelöst.

----

[1]) Der Nachweis sehr spärlicher Parasiten durch Zentrifugation (Baß,
Hegler) ist umständlich und bei genügender Durchsicht Dicker-Tropfen-
präparate fast stets entbehrlich.

[2]) Wiener klin. Wochenschrift, Bd. 30, 1917.

Verhalten der Malariaparasiten bei chronischer Infektion und Entstehung der Rezidive.

Bei chronischen Infektionen finden sich oft nur die oben angegebenen Blutveränderungen, dagegen keine Parasiten im Blut. Meist erschöpfen sich bei Nichtbehandlung, falls die Krankheit nicht zum Tode führt, allmählich die Anfälle, und die Parasiten scheinen hauptsächlich in inneren Organen weiter zu leben. Bei genauem Untersuchen findet man aber doch, besonders in Dicken-Tropfenpräparaten bei solchen Leuten, insbesondere auch bei Kindern und Eingeborenen von Gegenden mit endemischer Malaria, Parasiten im Blut. Vor allem findet man Geschlechtsformen, und zwar meistens weibliche, aber nicht selten auch ungeschlechtliche, und zwar davon meist Ringformen.

Auch bei Behandlung sind die Geschlechtsformen dem Chinin gegenüber am widerstandsfähigsten und verschwinden immer erst nach einiger Zeit. Vor allem sind es die Halbmonde, die trotz intensiver Behandlung mit den verschiedensten Mitteln wochen- bis monatelang im Blute auftreten können, während die Tertiana-Geschlechtsformen bei Chininbehandlung meist nach einigen Tagen aus dem Blut verschwinden, sich aber dann auch in inneren Organen (Milz) halten. Diese Widerstandsfähigkeit der Geschlechtsformen legte den Gedanken nahe, daß sie mit den Rückfällen, besonders den Spätrückfällen der Malaria etwas zu tun hätten. Schaudinn (l. c.) fand nun bei solchen Rückfällen von Malaria tertiana Formen im Blute und im Milzpunktat, die dafür sprechen, daß die Makrogameten die Fähigkeit haben, unter unvollständiger Abschnürung eines dem Zugrundegehen geweihten Teiles ihres Kerns und Protoplasmas sich durch Schizogonie zu vermehren. Er nannte diesen Vorgang „Rückbildung und Schizogonie der Makrogameten“. Die heute fast allgemein hierfür gebrauchte Bezeichnung einer Parthenogenesis lehnte er für seine Person ausdrücklich ab[1]). Eine Verwechselung mit Doppelinfektion von Geschlechtsformen und Teilungsformen, wie sie ihm neuerdings J. D. Thomson und Alcock zuzuschreiben scheinen, ist recht unwahrscheinlich, denn solche waren ihm wohl bekannt, und er bildet sie sogar ab.

---

[1]) Er schreibt: „Wenn man will, kann man die Schizogonie der Makrogameten von Plasmodium auch als Parthenogenesis auffassen, man könnte dann die Abstoßung eines Teiles des Kerns mit der Richtungskörperbildung bei der Parthenogenese der Metazoeneier vergleichen. Ich persönlich halte die Anwendung von Bezeichnungen, die bei den vielzelligen Metazoen eine bestimmte und meist andere Bedeutung haben, bei den einzelligen Protozoen vorläufig eher für verwirrend als nutzbringend.“

Die Unkenntnis der Schaudinnschen Originalarbeit hat überhaupt im In- und Auslande schon die merkwürdigsten Äußerungen gezeitigt.

Inzwischen sind die Schaudinnschen Befunde von vielen Seiten
bestätigt worden, und auch bei Malaria tropica, wobei Schaudinn
selbst sie schon gesehen und beschrieben hat, sind von Neeb,
Swellengrebel, Abrami und Sénevet u. a. Rückbildungen
von Halbmonden beschrieben worden. Auch wir sahen gerade in
der letzten Zeit beim Auftreten von Rezidiven von Tertiana im
ersten Anfall häufiger wieder solche Formen (s. Taf. II, Abb. 22—24)
und glauben an die Richtigkeit derselben. Insbesondere ist uns
ebenso wie den letztgenannten französischen Autoren auch aufge-
fallen, daß bei Tropikarückfällen mit dem Auftreten von Ringen
vorher länger beobachtete Halbmonde plötzlich verschwanden.

Die Rückbildung geht zweifellos, wie schon Schaudinn an-
nahm, in den inneren Organen vor sich, so daß eben die Rückbildungsformen nur ausnahmsweise im peripheren Blut gefunden
werden. Daß auch männliche Geschlechtsformen sich zurück-
bilden können, ist theoretisch nicht auszuschließen, doch haben dieselben nach Schaudinn nicht die lange Lebensdauer der Makrogameten, von denen er sagt: „Ich komme auf Grund aller bisherigen
Befunde zu der Überzeugung, daß die Rezidive nach langen Intervallen ihre Entstehung der Langlebigkeit der Makrogameten und
ihrer Fähigkeit, sich wieder zu Schizonten zurückzubilden, ver-
danken.“

Verschiedene Autoren nehmen an, daß der Rückbildung eine
Befruchtung im Blute vorangehe; der Beweis hierfür ist von
ihnen noch nicht genügend erbracht.

Außer der Rückbildung der weiblichen Geschlechtsformen
kommt aber für die Rückfälle unseres Erachtens noch ein anderes
Moment in Frage. Es können unter der Einwirkung von Abwehr-
stoffen des Organismus bei vielen parasitischen Protozoen die
ungeschlechtlichen Entwicklungsstadien in ihrer Weiterentwicklung
gehemmt werden, wodurch sie in einem jüngeren Stadium für
längere Zeit, aber immer noch lebensfähig, stehen bleiben.
Manche Parasiten bilden dabei besondere Depressions- und Ruhe-
formen. Die Befunde von Agamonten bei scheinbar gesunden
Leuten beweist, daß bei Malaria auch ein solches Verhalten vorkommt; so werden besonders in inneren Organen auch ungeschlechtliche Stadien erhalten bleiben, die sich auch sehr verzögert vermehren und selbst im Blut erscheinen können, ohne daß es zu
einer solchen Anreicherung kommt, daß Anfälle auftreten. Bei
gelegentlicher Störung (Erkältungen und anderen Schädigungen)
wird der Körper geschwächt und ein Rückfall durch wiedereinset-
zendes energisches Wachstum ausgelöst. Diese Ansicht hat der eine
von uns (Nocht) schon vor Jahren ausgesprochen, und Kabelik,

Zie mann u. a. nehmen dasselbe, letzterer besonders zur Erklärung der Frührückfälle, an. C. Schilling bezeichnet diese Zustände bei Protozoenkrankheiten sehr kennzeichnend als „labile Infektionen".

Von Biedl, Brünn u. a. neuerdings beschriebene und mit Rückfällen in Beziehung gebrachte Beobachtungen bedürfen noch sehr der Nachprüfung.

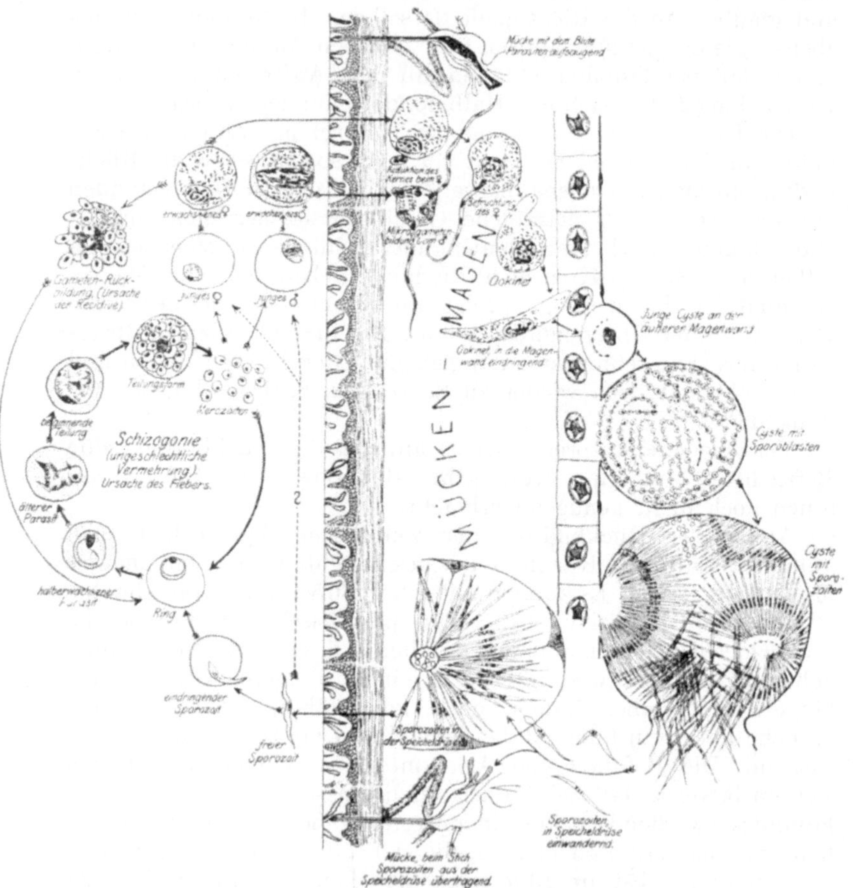

Im Blut des Menschen.　　　　　In der Anopheles-Mücke.

Abb. 17. Entwicklungskreis der Malariaparasiten.
(Der Tertianaparasit = Plasmodium vivax.)
Nach einer Wandtafel des Instituts für Schiffs- und Tropenkrankheiten; abgeändert.

Die Entwicklung der Malariaparasiten im Überträger.

Zur Weiterentwicklung im Zwischenwirt sind die Geschlechtsformen der Malariaparasiten bestimmt. Die Anfänge dieser Weiterentwicklung, besonders die Bildung und Ausstoßung der Mikrogameten können auch schon unmittelbar nach der Blutentnahme einsetzen und so im lebenden und gefärbten Präparat beobachtet und unter geeigneter Versuchsanordnung bis zur Befruchtung weiter verfolgt werden. Es dürfen daher aus dem Auffinden solcher Formen bei Lebendbeobachtung oder im Dicken-Tropfen oder im Ausstrich keine Schlußfolgerungen auf das Vorkommen solcher Stadien im strömenden Blut gezogen werden (s. Tafel II, Abb. 49 u. 50).

Die ganze Entwicklung und ihre Hauptstadien sind aus dem Zyklus Abb. 17, S. 102, erkennbar.

Gelangt Malariablut in eine zur Übertragung geeignete Stechmücke, so gehen zunächst alle ungeschlechtlichen Parasiten zugrunde, ebenso die unreifen Geschlechtsformen. Nur die reifen Geschlechtsformen, von denen gewöhnlich die weiblichen an Zahl bedeutend überwiegen, können sich weiter entwickeln. Die Entwicklung beginnt bei den Männchen damit, daß im Innern unter rotierenden Strömungen, die das Pigment zu starkem Tanzen und den Parasiten selbst oft in drehende Bewegungen bringen, der Kern in einzelne peripher wandernde Brocken zerfällt und dann — nach den Untersuchungen R. O. Neumanns bei Proteosoma — die Kernsubstanz und das Protoplasma sich in aufgerollten Fäden anzuordnen beginnt; plötzlich werden solche Fäden = Geißeln = Mikrogameten ausgeschleudert und können zunächst unter lebhaft hin und her schlagenden Bewegungen an dem Gebilde haften bleiben. Man spricht dann von geißelnden männlichen Gameten oder von geißelnden Sphären, da sich auch bei Tropika die reifen männlichen Halbmonde vorher kugelig (sphärisch) abgerundet haben. Die Zahl der gebildeten Geißeln beträgt gewöhnlich 4—8. Schließlich reißen sich die Geißeln los und schwimmen unter aktiven Flagellatenbewegungen hin und her. Es bleibt ein rundlicher Restkörper mit Pigment- und Protoplasmaresten zurück, wie ihn Abb. 50, Tafel II aus einem Dicken-Tropfenpräparat zeigt. Gefärbt stellen sich die Mikrogameten als sehr feine zugespitzte

blaurote Gebilde von 20—25 μ Länge mit einem oder mehreren
Chromatinkörnern dar. Ihre Entwicklung und ihr Bau ist namentlich von Schaudinn und bei Vogelmalaria von Neumann und
Brug studiert worden. Nach letzterem entspricht ihr Bau keines-
wegs dem der Trypanosomen, wie Hartmann angenommen hatte.

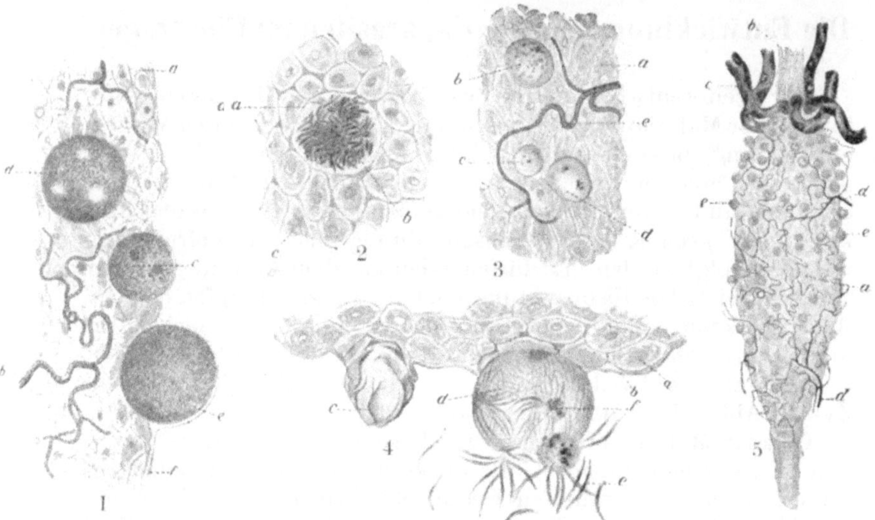

Abb. 18. Zystenentwicklung von Plasmodium vivax am Anophelesmagen.
Nach R. O. Neumann und M. Mayer.

1. Stück eines Magens von Anopheles claviger; 10 Tage nach der Blutaufnahme
   mit älteren Zysten zirka $^{600}/_1$. Frisches Präparat mit Osmiumsäure fixiert. a) Magenepithel; b) Trachee; c) jüngere Zyste; d) erwachsene Zyste mit sichtbaren Restkörpern
   und Sichelkeimen; e) erwachsene Zyste, dicht gefüllt mit Sichelkeimen; f) Muskelfasern
   des Magens.
2. Teil eines Magens von Culex pipiens; 10 Tage nach dem Blutsaugen, mit
   „Black spores". Zyste zirka $^{650}/_1$. Frisches Präparat, Osmiumsäurefixierung. a) Zyste;
   b) Black spores; c) Magenepithel.
3. Stück eines Magens von Anopheles claviger; 4 Tage nach der Blutaufnahme
   mit jüngsten Zysten zirka $^{600}/_1$. Frisches Präparat. a) Magenepithel; b) c) d) Zysten;
   e) Tracheen.
4. Stück eines Magens von Anopheles claviger; 11 Tage nach dem Blutsaugen
   mit reifer und leerer Zyste zirka $^{1000}/_1$. Frisches Präparat. a) Magenepithel; b) Magenmuskulatur; c) leere Zystenhülle, aus der die Sichelkeime bereits herausgefallen sind;
   d) reife, geplatzte Zyste: e) freie Sichelkeime; f) Restkörper mit anhängenden Sichelkeimen.
5. Magen von Anopheles claviger; 11 Tage nach der Blutaufnahme zirka $^{40}/_1$
   mit Zysten. Frisches Präparat. a) Magen; b) Enddarm; c) Malpighische Gefäße;
   d) Tracheen; e) Zysten.

Stößt nun ein Mikrogamet im Mückenmagen beim Umher-
schwimmen in der Blutmasse auf einen reifen Makrogameten, zum
Teil vielleicht chemotaktisch angezogen, so schiebt ihm dieser einen
Befruchtungshügel entgegen, der ganze Mikrogamet dringt ein,
und es kommt zu einer innigen Verschmelzung der Kerne beider.

Vorher ist seitens des Makrogameten ein kleiner Kernanteil ausgestoßen worden (Reduktion). Nach der Befruchtung kann genau wie bei der Metazoenzelle kein weiterer Mikrogamet (Samenfaden) eindringen.

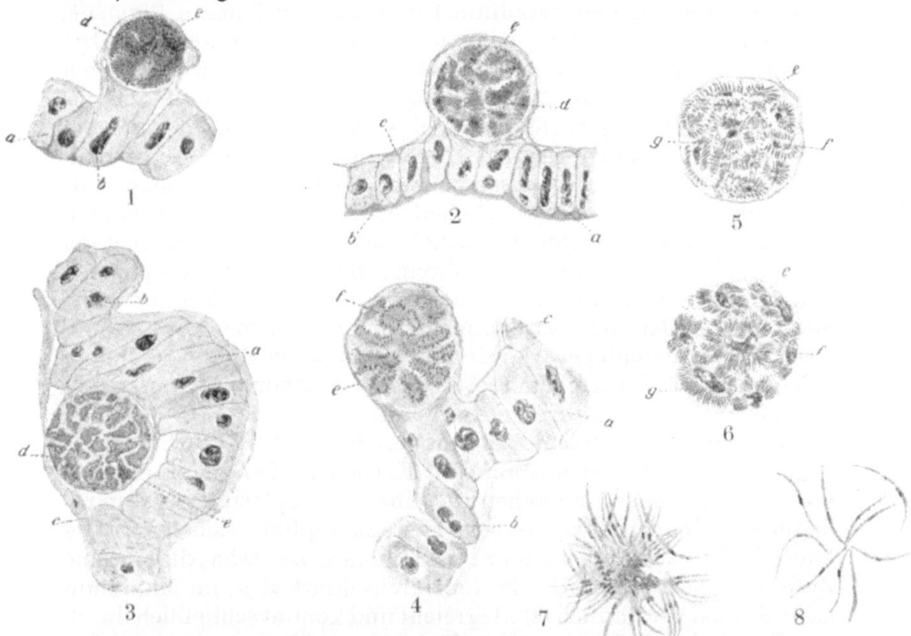

Abb. 19. Zystenentwicklung von Plasmodium vivax am Anophelesmagen. Schnittpräparate. Hämatoxylinfärbung. Nach R. O. Neumann und M. Mayer.
Zeichenerklärung: a) Zellen des Magenepithels; b) Kerne dieser Zellen; c) Magenmuskulatur; d) Zyste; e) Zystenwand; f) Restkörper; g) Sporozoiten.
1. Ganz junge Zyste, 3—4 Tage nach dem Blutsaugen zirka $^{650}/_1$. Die Zyste ist mit dichtem Protoplasma gefüllt, welches grob granuliert erscheint.
2. Junge Zyste, 5—6 Tage nach dem Blutsaugen der Mücke zirka $^{650}/_1$. Die Zyste ist größer geworden und das Protoplasma hat angefangen, sich in viele unregelmäßige Stücke zu teilen (beginnendes Sporoblasten-Stadium).
3. Ältere Zyste, 6—7 Tage nach dem Blutsaugen der Mücke zirka $^{650}/_1$. Sporoblasten-Stadium.
4. Zyste am Ende des Sporoblasten-Stadiums, 8—9 Tage nach dem Blutsaugen der Mücke zirka $^{650}/_1$.
5. Einzelne, fast reife Zyste mit Sporozoiten, 9—10 Tage nach dem Blutsaugen der Mücke zirka $^{650}/_1$.
6. Reife Zyste, 10—11 Tage nach dem Blutsaugen der Mücke zirka $^{650}/_1$.
7. Rosette von Sichelkeimen aus einer Zyste. Giemsafärbung zirka $^{1000}/_1$.
8. Freie Sichelkeime. Giemsafärbung zirka $^{1000}/_1$.

Das befruchtete Gebilde wölbt sich nun an einer Stelle vor, streckt diesen Buckel immer mehr und mehr aus und rollt sich über ein Stadium, in dem es posthornförmige Gestalt hat, allmählich in ein langgestrecktes wurmartiges Gebilde, den Ookinet, auf. Der Ookinet ist 18—24 μ lang und 3—5 μ breit, er ist aktiv beweglich und macht gleitende, drehende, krümmende und streckende Bewegungen. Gefärbt, erkennt man in ihm dunkelblaues Protoplasma, aufgelockerte Kernsubstanz und das noch von dem Makrogametenstadium her in ihm enthaltene Pigment, das sich hauptsächlich in seiner hinteren Hälfte ansammelt. Die Ookineten durchbohren nun die Magenwand, und zwar drängen sie sich zwischen den kubischen Epithelzellen hindurch, bis sie unter das äußere Epithelhäutchen des Magens zu liegen kommen, wo sie sich zu einer kleinen Kugel, der Oozyste, abrunden.

Diese Oozysten kann man am ungefärbten Mückenmagen als kleine glasige Kügelchen bzw. Scheibchen erkennen, in denen man das schwarzbraune Pigment deutlich sieht. Die Oozysten wachsen nun allmählich heran, wobei es in ihrem Innern zu einer Protoplasmaauflockerung unter gleichzeitiger Kernvermehrung kommt. Die neugebildeten Kernmassen sammeln sich um einzelne Protoplasmaschollen in regelmäßiger Anordnung an, an deren Rand sie schließlich als runde Pünktchen (bei Chromatinfärbung rot) in regelmäßiger Anordnung zu erkennen sind.

Man spricht in diesem Stadium von Sporoblastenbildung. Allmählich strecken sich von diesen Kernen aus feine Protoplasmafortsätze aus, und es entstehen um einen Protoplasmakörper in radiärer Anordnung zahlreiche, beiderseits zugespitzte, sichelartige Gebilde, die Sporozoiten oder Sichelkeime. Dabei hat die einzelne Zyste eine bedeutende Größe (im Durchschnitt 40 μ, im Maximum nach Grassi gewöhnlich 60 μ) erreicht und kommt schließlich durch den Druck der zahlreichen Sichelkeime zum Platzen; diese werden nun einzeln frei und geraten in den außerhalb des Magens vorhandenen Flüssigkeitsstrom der Leibeshöhle [1].

Die Sichelkeime, Sporozoiten selbst erscheinen gefärbt als zarte blaßblaue Gebilde von 14—15 μ Länge mit einem oder mehreren Kernen. Sie sind beweglich und gelangen teils durch eigene Bewegung, teils durch Strömungen nach dem vorderen Teile des Thorax zu, wo sie von außen nach innen schließlich die Wandungen der Speicheldrüsen durchbohren und sich innerhalb der glasigen Speichelzellen ansiedeln, besonders im Mittellappen. Sticht nun die Mücke, so wird mit dem Stich

---

[1] Manchmal werden Zysten mit dunkelbraunem Inhalt angetroffen, die Roß als „black spores" zuerst beschrieben hat. Die Annahme, daß es sich dabei um Mischinfektionen mit anderen Parasiten handelt, scheint nach neueren Untersuchungen Brugs nicht zu stimmen. Brug zeigte nämlich, daß es sich um eine Chitinisierung des Zysteninhalts handelt (s. Abb. 18, 2).

jedesmal auch Speichel sezerniert, die Sichelkeime werden mit solchem Speichel mitgerissen und gelangen von neuem in die Blutbahn. Hier befallen sie sofort Blutkörperchen, dringen aktiv, wie Schaudinn experimentell zeigen konnte, in diese ein und beginnen den Zyklus der sog. endogenen Entwicklung. Es ist nicht auszuschließen, daß ein Teil dieser Sporozoiten gleich zu Geschlechtsformen wird, wenn auch, wie oben erwähnt, gewöhnlich

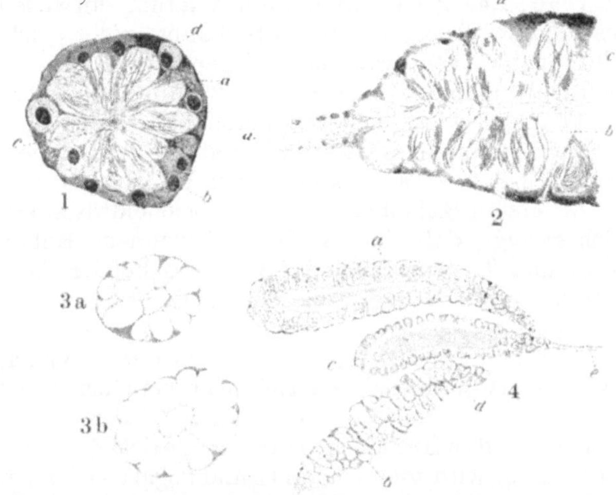

Abb. 20. Sporozoiten in der Speicheldrüse.
Nach R. O. Neumann und M. Mayer.

1. Speicheldrüse (mittlerer Lappen) von Culex pipiens mit Sporozoiten von Vogelmalaria. Am 13. Tage nach dem Blutsaugen. Querschnitt. Hämatoxylinfärbung zirka 435/1. a) Parenchym des Drüsenlappens in der Umgebung der Sekretionszellen; b) Kerne der Parenchymzellen; c) Ausführungsgang der Speicheldrüse; d) Sporozoiten, einzeln oder zu Bündeln eingelagert in die Sekretionszellen.
2. Infizierte Speicheldrüse (mittlerer Lappen). Am 14. Tage nach dem Blutsaugen. Längsschnitt. Hämatoxylinfärbung 650/1. a) Ausführungsgang der Speicheldrüse; b) Sekretionszellen; c) Sporozoiten; d) Parenchym des Drüsenlappens.
3a und 3b. Nicht infizierte Speicheldrüse von Anopheles claviger. Querschnitt. Hämatoxylinfärbung zirka 335/1.
4. Nicht infizierte Speicheldrüse von Anopheles claviger. Längsschnitt. Hämatoxylinfärbung zirka 140/1. a) und b) Seitenlappen; c) Mittellappen (Giftlappen); d) Ausführungsgang der Speicheldrüse; e) gemeinsamer Ausfgührunsgang.

solche erst nach einigen Generationen ungeschlechtlicher Vermehrung gebildet werden. Es sei aber nochmals betont, daß von dem Moment der Befruchtung an eine innige Verschmelzung männlicher und weiblicher Kernanteile stattgefunden hat und daß somit auch bei der weiteren Kernteilung in den Oozysten bis zur Sporozoitenbildung jeder Sporozoit einen Kern mitbekommt, der weibliche und männliche Anteile enthält, daß also in Wirklichkeit auch die ungeschlechtlichen Formen eigentlich zweigeschlechtlich sind, so daß jederzeit unter entsprechenden Regulierungsvorgängen bei der Teilung Geschlechtsformen entstehen können.

Die eben geschilderte Entwicklung in der Mücke ist ungefähr bei allen Formen die gleiche, geringe Unterschiede sind wohl beschrieben, doch dürften sicher mit der heute verbesserten Technik sich noch feinere Unterschiede feststellen lassen.

Die Dauer der Entwicklung hängt wesentlich von der Temperatur ab; das Plasmodium immaculatum entwickelt sich unter bestimmten Temperaturen überhaupt nicht mehr, und kommt deswegen nur in wärmeren Gegenden vor.

Die Befruchtung findet innerhalb von 20 Minuten bis 2 Stunden nach dem Saugakt statt. Die Ookineten haben sich spätestens nach 48 Stunden durchgebohrt und sind zu Zysten geworden. Frühestens nach 8—10 Tagen können wir bei Temperaturen von 24—30° C die ersten Sichelkeime in den Speicheldrüsen erwarten. Es hat sich gezeigt, daß eine bei 20° C begonnene Entwicklung von Tropika und Tertiana auch bei vorübergehender Abkühlung der Mücken bis auf 8° C doch weitergeht. Die Bildung der Sichelkeime wird nur verzögert. Bei ständiger Temperatur von 15°, nach Grassi schon bei 20°, entwickelt sich der Tertianaparasit nicht mehr. Quartana entwickelt sich noch bei einer Temperatur von 16,5°.

Die Frage, ob die Sichelkeime in den Mücken überwintern können, wird vielfach auf Grund negativer Experimente verneint. Epidemiologisch spricht aber vieles dafür, daß es doch der Fall ist, und sind neue Versuche in großem Maßstabe unter möglichst natürlichen Verhältnissen zur Klärung dieser Frage erforderlich. Dies wäre auch deshalb nötig, um zu entscheiden, weshalb in Gegenden, in denen Tertiana und Tropika endemisch sind, die letztere stets im Herbst, die erstere im Frühjahr auftritt.

Schaudinn hielt auch eine Vererbung durch Einwandern von Sporozoiten in die Ovarien nicht für unwahrscheinlich. Experimentell konnte dieses nie gezeigt werden, und auch epidemiologisch sind zuverlässige Anhaltspunkte hierfür bisher nicht gefunden worden.

Die Überträger der Malaria.

Die Insekten, welche die menschliche Malaria übertragen, sind Stechmücken bestimmter Gattungen, die sich folgendermaßen in das zoologische System einordnen:

Ordnung: Diptera
    Unterordnung: Nematocera
      Familie: Culicidae
        Unterfamilie: Culicinae
        Unterfamilie: Anophelinae
          Gattung: Anopheles.

Die Systematik der Kuliziden ist zur Zeit noch etwas schwankend, da sie bisher englischen Autoren folgend meist nach den erwachsenen Imagines bestimmt wurden, neuerdings aber einer amerikanischen Bestimmungsmethode zufolge nach dem Bau der Larven unterschieden werden. Letztere Einteilung hat eine Vereinfachung zur Folge gehabt, nach der fast alle Malariaüberträger wieder in die Gattung Anopheles eingereiht wurden. Innerhalb dieser Gattung gibt es eine ganze Anzahl malariaübertragender Arten, doch kann es dem praktischen Arzte gleichgültig sein, sie näher zu bestimmen, da ihm jede Stechmücke mit den Merkmalen von Anopheles als Malariaüberträger verdächtig sein muß. Er muß aber wissen, daß diese Gattung mit dem Hauptvertreter der Culicinae, unserer gemeinen Stechmücke Culex, große Ähnlichkeit hat, und muß deshalb die Unterscheidungsmerkmale im Bau beider kennen (s. Abb. 21).

Bei den Stechmücken kann man unterscheiden den Kopf mit dem kompliziert gebauten Stechapparat, den danebenliegenden Tastern (Palpen) und den weiter nach außen liegenden Fühlern (Antennen). An diesen freibeweglichen Kopf mit Halsstück schließt sich der Brustkorb mit den 3 Beinpaaren an; derselbe ist von einer festen Chitinhülle umgeben. Weiter entspringt von ihm das Flügelpaar, während ein zweites Flügelpaar in die sog. Schwingkölbchen (Halteren) rückgebildet ist.

Es folgt der Leib (Abdomen), der aus 8 weichen und daher ausdehnbaren ineinander beweglichen Segmenten besteht. Am letzten Segment befindet sich der weibliche resp. männliche Geschlechtsapparat.

Die Männchen der Gattung Culex und Anopheles erkennt man leicht daran, daß sie lange kolbenförmige Taster und federförmige Fühler haben. Da die Männchen kein Blut saugen, sind sie für uns bei der Bestimmung weniger wichtig.

Die weiblichen Culex haben kurze Taster, die weiblichen Anopheles lange, dem Stechrüssel meist anliegende. Die Fühler beider Weibchen sind borstenförmig. Im Sitzen knicken die Culex gewöhnlich den Bauch nach dem Thorax ventral ab, während Anopheles mit Bauch und Thorax eine gerade Ebene bildet. Die Flügel von Anopheles sind meist gefleckt, die von Culex gewöhnlich nicht. Bei der Eiablage legt Culex keulenförmige Eier in großen Paketen ab, die wie ein kleines Schiffchen geformt sind, das auf der Wasseroberfläche schwimmt, während die zierlichen Anopheleseier, oft in sternförmiger Anordnung,

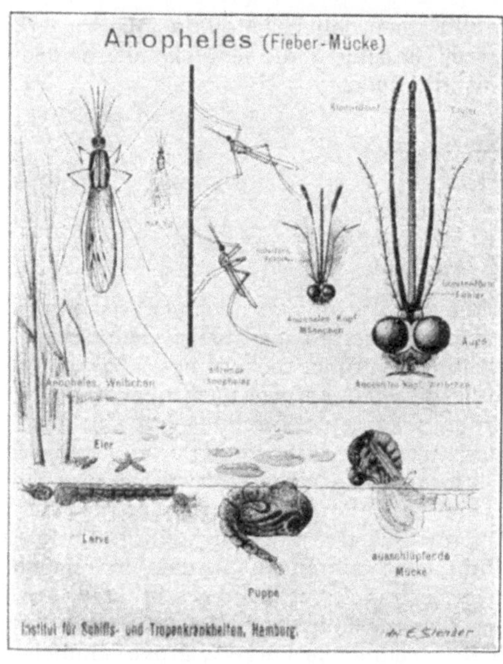

Abb. 21a. Merkmale von Anopheles.

einzeln auf demselben schwimmen. Die Larven von Culex hängen an einer langen Atemröhre schräg ins Wasser herab, während die von Anopheles wagerecht an der Wasseroberfläche ruhen. Die Larven beider kriechen je nach der Außentemperatur wenige Tage nach der Eiablage aus den Eiern aus und verpuppen sich nach mehrmaliger Häutung nach 2—3 Wochen, bis nach weiteren 2—4 Tagen aus den Puppen die erwachsene Mücke ausschlüpft. (Weitere biologische Angaben siehe unter Mückenbekämpfung.)

Für die Entwicklung der Malariaparasiten interessiert uns der innere Bau der Stechmücke (Abb. 22). Der Ernährungsapparat, der vorn im Stechrüssel mündet, geht zunächst in den Schlund, dann in einen Ösophagus über, den Vorderdarm, dann in den Mitteldarm, der aus dem Vormagen und dem eigentlichen Magen besteht, an den sich der Hinterdarm und der Enddarm anschließen. Zum Vorderdarm gehören praktisch noch der Saugmagen mit luftgefüllten Nebenreservoiren und die Speicheldrüsen.

Die Speicheldrüsen, die ganz vorn im Thorax liegen, bilden ein paariges Organ, bestehend aus 2 je dreilappigen Drüsen. Von diesen Lappen sind die beiden seitlichen gewöhnlich länger; die Ausführungsgänge der beiden Speicheldrüsen vereinigen sich in einen gemeinsamen, der in den Stechapparat mündet. Fein anatomisch bestehen die Speicheldrüsen aus pyramidenähnlichen Zellen, die nach einem zentralen Gang zu den Speichel sezernieren. In diesen Zellen siedeln sich die Sichelkeime an (s. Abb. 20).

Von dem eigentlichen Darmapparat interessiert uns hauptsächlich der Magen, dessen Wand aus kubischen, bei starker

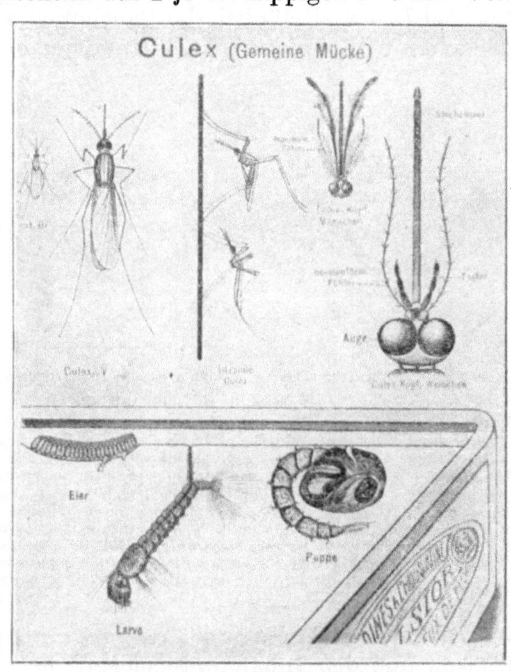

Abb. 21 b. Merkmale von Culex.

Füllung abgeplatteten Zellen besteht, die nach außen von einer Membran, die ein Netz von Längs- und Quermuskelfasern enthält, umzogen ist. Am herauspräparierten Magen erkennt man oberflächlich schwärzliche fadenartige, stark verzweigte Kanälchen; es sind die Tracheen, Atmungsorgane, die durch die Luftlöcher (Stigmen) der Leibeshülle mit der Außenwelt in Verbindung stehen. Am Ende des Magens entspringen 5 bräunliche Schläuche, die Malpighischen Gefäße, die Exkretionsorgane darstellen. Bei der Präparation der Weibchen fallen vor allem die beiden am Endglied sich ansetzenden Eierstöcke auf, die nach dem Blutsaugen, mit reifen Eiern gefüllt, oft fast den ganzen Leib ausfüllen können.

Zur Untersuchung auf Malariaparasiten muß man den Magen freipräparieren. Dies geschieht, indem man an der mit Chloroform oder Äther getöteten Mücke — nach Abschneiden der Beine und Flügel — in einem Tropfen Kochsalzlösung auf einem Objektträger nach Abkneifen des letzten Bauchsegments unter sanftem Zug und Druck allmählich die Bauchorgane aus der Hülle herausquetscht. Will man kurz nach dem Saugen dabei die Befruchtung

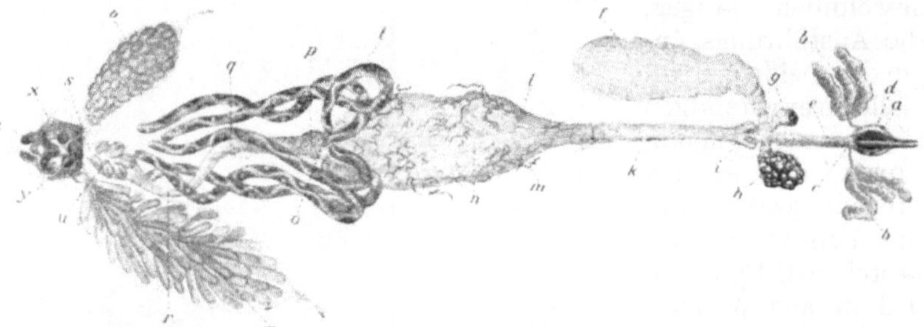

Abb. 22. Innerer Bau eines Culiciden-Weibchens.
Nach R. O. Neumann und M. Mayer.

Frisch präpariert zirka $^{25}/_1$. *a*) Pharynx mit Pumporgan; *b*) Speicheldrüsen; *c*) Ausführungsgang der Speicheldrüse; *d*) gemeinsamer Ausführungsgang der Speicheldrüsen; *e*) Ösophagus; *f*) Saugmagen-Ösophagusdivertikel-Hauptreservoir, mit Luft oder Flüssigkeit gefüllt; *g*) *h*) Saugmagen-Nebenreservoire-Flugblasen (*h* ist noch mit Luft gefüllt; *g* enthält zur Zeit nur noch ein Luftbläschen, ist sonst kontrahiert); *i*) Vormagen, Proventrikel; *k*) vorderer Abschnitt des Magens; *l*) Magen (Mitteldarm); *m*) Tracheen; *n*) Magenfalten, durch kontrahierte Muskulatur bedingt (Längenmuskulatur); *o*) Pylorus; *p*) Pylorusdivertikel; *q*) Ileum; *r*) Kolon; *s*) Rektum; *t*) Malpighische Gefäße; *u*) Rektaldrüsen; *v*) junger Eierstock; *w*) reifer Eierstock mit erwachsenen Eiern; *x*) letztes Segment der weiblichen Mücke; *y*) Spermatheken; *z*) äußere weibliche Geschlechtsteile.

und Ookinetenbildung studieren, so muß man den Magen zerdrücken und den Inhalt untersuchen; bei der Untersuchung auf Zysten wird der unverletzte Magen zwischen Deckglas und Objektträger ungefärbt betrachtet.

Die Untersuchung auf Sichelkeime in den Speicheldrüsen erfordert einige Übung; man muß dazu den Anfang des Thorax durchschneiden und die Drüsen freipräparieren oder zerquetschen.

Bezüglich der genaueren Untersuchungstechnik muß auf die Spezialliteratur verwiesen werden, ebenso bezüglich der künstlichen Zucht und Verwendung der Stechmücken zu Versuchszwecken bei Malaria.

Die Bekämpfung der Malariaüberträger.

Im Kampf gegen die Ausbreitung der Malaria spielt die möglichste Ausrottung ihrer Überträger in allen Gebieten eine Hauptrolle. Wir haben deshalb oben schon die biologischen Merkmale derselben in den Hauptzügen gekennzeichnet. Vielfach wird in Büchern und populären Anweisungen dabei auf eine Unterscheidung der harmlosen Kulizinen von den malariaübertragenden Anophelinen ein großer Wert gelegt. Wir selbst möchten bei der praktischen Ausführung der Mückenbekämpfung davor warnen, sich nur auf Anophelinen zu beschränken, können doch in warmen Ländern auch die Kulizinen Seuchen (z. B. Filarien) übertragen und bilden sie doch mit anderen Kuliziden in unseren Breiten eine stets zunehmende Plage, so daß sie vielerorts das Wohlbefinden, die Nachtruhe und somit die nötige Erholung und Arbeitskraft der Bevölkerung erheblich beeinträchtigen. Sind doch sogar schon Sommerfrischen allein wegen der Mückenplage ungeeignet geworden. Wir halten es daher im Interesse einer besseren Organisation und freudigerer und willigerer Mitarbeit von Behörden, Gemeinden und Privatpersonen bei der Mückenbekämpfung sogar für förderlich, wenn durch das Auftreten neuer Malariafälle durch den Krieg an Plätzen, wo sie seit langem verschwunden war, die Angst vor der Malaria hier helfend eingreift.

A. Bekämpfung der Mückenbrut. Die wirksamste Bekämpfung in den Tropen und in unseren Breiten richtet sich gegen die Brut der Stechmücken. Culex wie Anopheles legen ihre Eier meist in ruhige, stagnierende Flüssigkeitsansammlungen, wobei letztere besonders kleine Teiche, Tümpel, sog. Altwässer, Sümpfe, gestaute Bäche, auch ganz langsam fließende Bächchen bevorzugen, gelegentlich auch in Zisternen, Regentonnen, Viehtränken, Jauchegruben usw. sich finden, während die anspruchsloseren Culex sogar in kleinsten Wassermengen, in leeren Konservenbüchsen, Flaschenscherben usw. ihre Brut ablegen. Die ganze Entwicklung bis zum geflügelten Insekt dauert 2—3 Wochen, aber auch in warmen Gegenden selten unter 10 Tagen.

Ferner müssen vor allem bei Gewässern, die man nicht entfernen kann, die Ufer scharf gereinigt und gerade abgestochen werden, damit sich nicht an den flachen Ufern unter dem Pflanzenwuchs ein Schutz für die Mückenlarven bietet (s. Abb. 23 und Abb. 24).

Die Einzelheiten der Ausführung ergeben sich selbstverständlich je nach dem Ort. Dabei ist auch in unseren Breiten auf das Vorkommen von Stechmücken (gewisse Aëdinae) zu achten, die, wie Bresslau und Glaser gefunden haben, ihre Eier auf trockene Unterlage (Wiesen) legen, wo sie erst nach Überschwemmung mit Wasser ausschlüpfen. Die Kosten geeigneter Entwässerungen

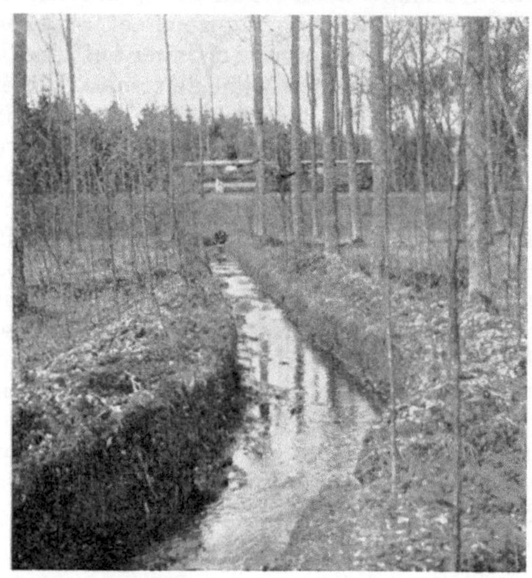

Abb. 24.   Derselbe Graben wie Abb. 23 nach Reinigung
der Ufer und Umgebung.   (Mühlens phot.)

werden meist überschätzt. Fast überall finden sich Sachverständige, wie Forstbeamte, Wasserbauingenieure, Vermessungsbeamte usw., die ihre Kraft gern für die wichtige Aufgabe zur Verfügung stellen.

3. Durch regelmäßiges Abfischen der Larven in stehenden Gewässern mit kleinen flachen, an einem Stock befestigten Gazenetzen. Dieses Abfangen ist natürlich nur bei kleinen Wasseransammlungen möglich. Man muß sich dabei den Mückentümpeln vorsichtig nähern und schnell mit dem Netz durch die Randpartien der Wasseroberfläche streichen, da die Mückenlarven bei der geringsten Beunruhigung der Oberfläche sofort

untertauchen. (Auch zum Fangen von Larven, zur Bestimmung der Art eignet sich diese Methode; man kann dazu auch einen Schöpfeimer benutzen. Anopheleslarven sucht man dabei besonders in kleinen bewachsenen Tümpeln, aus sumpfigen Wiesen, bewachsenen Straßengräben, stagnierenden Flußarmen, schilf-bewachsenen Seeufern usw.)

4. **Durch Einsetzen mückentötender Tiere in Tümpel,** langsam fließende Gewässer und Abzugsgräben. Solche Mückenlarvenfeinde sind vor allem viele kleine Fische, deren Geeignetheit man je nach dem Land selbst erproben muß, ferner Libellenlarven, Schwimmkäfer, Rückenschwimmer, Wasserwanzen, Wasserskorpione usw.

5. **Durch Bepflanzen von Tümpeln.** Es ist schon vor Jahren angeregt worden, Tümpel so dicht mit Wasserpflanzen zu beschicken, daß durch ihr Wachstum den Larven die Oberfläche des Wassers und dadurch die Atmungsfähigkeit verschlossen wird. Namentlich ist Azolla hierfür empfohlen worden, doch eignet sich nicht jeder Tümpel zur Bepflanzung, auch ist eine ständige Überwachung notwendig, sodaß die Erfolge bisher unbefriedigende waren.

6. **Durch Abtöten der Mückenbrut in den Brutstätten.** Man überschichtet dazu die Oberfläche mit einer feinen Öl- bzw. Fetthaut, damit den Larven, die zur Atmung an die Oberfläche kommen, die Atemöffnungen verstopft werden und sie so ersticken. Die betreffende Flüssigkeit muß dazu sehr fein und gleichmäßig auf die Oberfläche verteilt werden, und Hauptbedingung ist, daß eine zusammenhängende Schicht entsteht, die keine Lücken aufweist. Man spritzt die Flüssigkeit mit Gießkannen mit feinem Sieb oder mit Pflanzenspritzen mit entsprechenden Ansätzen auf die Oberfläche (s. Abb. 25). Ist keine Spritze vorhanden, so empfehlen Bresslau und Glaser die Flüssigkeit auf das Wasser zu gießen und sie mit Stangen oder Baumzweigen zu verteilen; besser noch ist es, sie auf das mit Lappen umwickelte Ende eines Stockes zu gießen und diesen im Wasser umherzuschwenken. Die Schicht muß also nach dem Aufbringen stets gut verteilt werden, damit eine geschlossene Öldecke entsteht, und je nach der Entwicklungszeit der Mücken in dem betreffenden Klima ungefähr alle 14 Tage erneuert werden.

Geeignete Sprayflüssigkeiten hierfür sind:

a) Saprol, ein Kresolkohlenwasserstoffgemisch der Chemischen Fabrik Nördlinger, Flörsheim a. M., von dem $1/4$ Liter für 10 Quadratmeter genügt.

b) Petroleum, von dem etwas größere Mengen genommen werden müssen; es ist nicht so wirksam.

c) Floria-Larviol von Dr. Nördlinger. Bresslau und Glaser empfehlen es für nicht verunreinigte Gewässer, die Vögel und anderem Getier als Tränke dienen. Es ist nicht so giftig wie Saprol und Petroleum und verdunstet nach 1—2 Tagen von selbst wieder.

B. Die Bekämpfung der erwachsenen Insekten (Imagines). Sie erfolgt in unseren Breiten hauptsächlich in den Wintermonaten, da die meisten Stechmücken die Gewohnheit haben, als Imagines in dunklen Räumen, wie Kellern, Ställen, Scheunen, aber auch geschützten Hohlräumen von Mauerwerken, die dem Frost nicht ausgesetzt sind, zu überwintern. Sie sitzen dort an den Wänden und bedecken diese Räume oft in unglaublichen Mengen, und zwar handelt es sich meistens um weibliche befruchtete Exemplare. Auch in den Tropen und warmen Gegenden suchen die Mücken zur trocknen Jahreszeit Schutz in dunklen Räumen, und auch im Sommer kann man besonders Anopheles auch in unseren Breiten in geschlossenen Räumen ruhend antreffen. Die Anopheles halten sich überhaupt mit Vorliebe in der

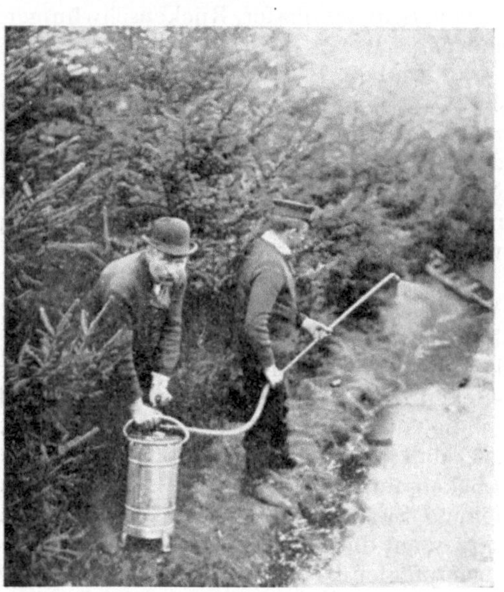

Abb. 25. Begießen der Oberfläche eines Mückenbruttümpels mit Saprol. (Mühlens phot.)

Nähe menschlicher Ansiedelungen auf, und zwar besonders in feuchtwarmen Niederungen, die dem Wind weniger ausgesetzt sind. Innerhalb größerer Städte findet man sie seltener als in einzelnen Gehöften und Dörfern; finden sie dort in der Nähe Brutplätze, so werden sie fast zu Haustieren, d. h. sie fliegen nicht weit, andernfalls können sie auch gegen mäßigen Wind ziemlich weit fliegen. Die Anopheles stechen besonders gern abends, während sie bei Tag an dunklen Stellen der Häuser, auch in Aborten und Ställen oder in der Umgebung unter Büschen und Gras sich verstecken.

Die Bekämpfung in unseren Breiten geschieht am zweckmäßigsten im Winter ·in den oben genannten Räumen, in denen die Mücken überwintern, und zwar kommen dafür in Betracht:

1. Abbrennen der Mücken mit kleinen Spirituslampen oder Fackeln.

2. Verbrennen mückenbetäubender Mittel in den Räumen, sog. Ausräuchern, wofür verschiedene Mittel angewandt werden:

a) **Schweflige Säure.** Sie wird erzeugt durch Verbrennen von Schwefel in Pfannen oder durch andere Schwefelpräparate (Salforkose). Es genügen 50—100 g Schwefel für einen Raum von 50 cbm.

b) **Pyrethrummischung.** Diese besteht nach einem Rezept von Br. Heymann aus: Spanischem Pfeffer 2 Teilen, frischem dalmatinischem Insektenpulver, gepulverter Baldrianwurzel, gepulvertem Kalisalpeter je einem Teil. 3 Eßlöffel, in einer Pfanne verbrannt, genügen für ca. 50 cbm.

c) **Tabakräucherungen.** Rezept nach Hecker: 30 g Salpeter werden in $^1/_2$ l Wasser gelöst und mit dieser Lösung 100 g Tabakstaub zu einem Teige geknetet, den man in einem Gefäß über dem Feuer zu einem staubtrockenen Pulver verrührt. Das Kilogramm dieses Pulvers kostet etwa 40—50 Pf. Auf jeden Kubikmeter Luftraum nimmt man davon 3—4 g.

d) **Blausäureräucherungen.** Die Blausäure wird dabei durch Zyannatrium in verdünnter Schwefelsäure entwickelt. Es liegen zur Stechmückenbekämpfung mit dieser in Amerika seit langem zur Pflanzenschädlingsbekämpfung angewandten Methode sowohl Laboratoriumsversuche, wie neuerdings auch Versuche praktischer Anwendung von Teichmann (Ztschr. f. angewandte Entomologie 1918, Bd. 5, S. 118) vor. Nach ihm genügt eine Gaskonzentration von 0,03 Vol % zur Abtötung der Mücken, wofür 0,69 g Zyannatrium pro Kubikmeter nötig sind. (In praxi wegen des Gasverlustes 1 g pro 1 Kubikmeter.) Die Erfolge bei 15 Minuten Einwirkung waren sehr günstige.

Bei allen Abbrenn- und Ausräucherungsmethoden ist vor allem auf Feuersgefahr, auf Sachschaden durch die Gase und bei Blausäure auch auf die Lebensgefahr Rücksicht zu nehmen. Alle auszuräuchernden Räume müssen vorher gut abgedichtet werden und gut verschlossen den ausräuchernden Dämpfen mindestens 3 Stunden ausgesetzt bleiben. Es müssen also alle Fugen und Ritzen der Fenster, Türen und Wände durch Papierstreifen verklebt werden. Nach der Räucherung müssen sofort, nachdem die ausgeräucherten Räume wieder geöffnet sind, die Mücken zusammengekehrt und verbrannt werden, da sich sonst etwa nur betäubte Mücken wieder erholen können.

3. Durch Bespritzen der überwinternden Mücken mit abtötenden Flüssigkeiten (sog. Sprayverfahren). Als Sprengflüssigkeiten werden hierfür benutzt:

a) **Pyrethrumtinktur** nach **Giemsa** (Rezept: 20 proz. alkoholische Pyrethrumtinktur 550 g, grüne Kaliseife 180 g, Glyzerin 240 g, Kohlenstofftetrachlorid 30 g; das Ganze vor Gebrauch mit 20 facher Menge Wasser zu verdünnen).

b) **Formaldehydseifengemische** nach Giemsa, und zwar entweder 50 ccm Seifenspiritus oder 15 g medizinische Seife in 1 l Wasser gelöst oder 9 ccm Seifenspiritus und 24 g Formalin bzw. 5 g medizinische Seife und 20 g Formalin auf 1 l Wasser gelöst.

c) **Mikrothan, Floria-Insektizid** und **K-Insektizid** der Firma Nördlinger in Flörsheim a. M. Es wird eine Lösung von 3—5 Teilen Mikrothan-K in 100 Teilen Wasser verwendet.

Diese Flüssigkeiten werden mit Insektenspritzen, deren Ansatz ein äußerst feines Sieb haben muß, in den Räumen direkt an Wänden und Decken zerstäubt. Hierzu sind automatisch wirkende Spritzen, und zwar Handspritzen, sowie tragbare und fahrbare, im Handel (**Holder** in Metzingen [Württemberg], **Karl Platz**, Ludwigshafen, und **Leonhard Schmidt**, Hamburg). Auch die durch Spray betäubten Mücken müssen zusammengekehrt und verbrannt werden. Auch in den Tropen ist das Sprayverfahren in Eingeborenenhütten schon mit Erfolg versucht worden.

Auch im Sommer sitzen — wie erwähnt — Anopheles bei Tag gern in dunklen Räumen, wie Viehstallungen, und zwar konnten **Bresslau** und **Glaser** zeigen, daß sie im Gegensatz zu Culex besonders trockene Stellen aufsuchen, wo sie durch Spray abgetötet werden können.

Im Sommer kann man auch die in die Häuser eingedrungenen Mücken, wenn sie träge an den Wänden sitzen, einzeln abfangen bzw. mit Mückenklappen, kleinen Besen usw. totschlagen.

4. Mückenfallen. In den Tropen hat man beobachtet, daß die Mücken sich auch im Freien in dunkle Erdlöcher, dem Wind abgewandt, gern zurückziehen, was **Blin** veranlaßt hat, künstlich solche **Mückenfallen** (trou pièges), die unter sehr spitzem Winkel zur Oberfläche an schattiger, windgeschützter Stelle anzubringen sind, zu konstruieren, in denen sie dann mit Fackeln abgetötet werden.

Persönlicher Schutz gegen Stechmücken.

Der wirksamste persönliche Schutz besteht in der Sicherung der Wohnungen bzw. der Betten durch enge Drahtgitter bzw. Moskitonetze. In den Tropen hat sich der Drahtschutz von Häusern sehr bewährt, aber nur, wenn er sorgfältig ausgeführt war, wobei rostsicheres Material (Kupfer, Nickel oder Aluminiumdrahtgaze) verwendet wird. Alle Öffnungen, auch Ventilatoren und Luftlöcher, Schornsteine müssen damit versehen sein, und die Türeingänge müssen durch Einbauen käfigartiger Behälter mit selbstschließenden Doppeltüren das Eindringen einzelner Mücken beim Eintritt verhindern. Natürlich müssen diese Drahtnetze sorgfältig kontrolliert und instand gehalten werden. Die größte Maschenweite darf 1,8 mm nicht übersteigen.

Moskitonetze müssen innerhalb des Gestänges aufgehängt sein, die gleiche Maschenweite haben und bei Tag sorgfältig zusammengerollt, des Nachts an allen Seiten fest unter die Matratze gestopft werden können. Zweckmäßigerweise tragen sie, um das Durchstechen hungriger Mücken zu verhindern, unten einen ca. 25 cm breiten Leinwandstreifen aufgenäht; auch bei Feldbetten und Schlafsäcken lassen sich Moskitonetze sehr wohl anbringen, und selbst Zelte mit ausreichendem Mückenschutz sind im Handel.

Recht problematisch ist ein mechanischer persönlicher Schutz mit Handschuhen und Mückenschleiern, der nur da zu empfehlen ist, wo die Mückenplage tatsächlich sehr stark ist; dagegen ist das Tragen hoher Stiefel (keine Halbschuhe) dringend anzuraten.

Alle chemischen Schutzmittel, die auf die Haut gerieben werden, haben sich bisher nicht bewährt.

Zur Durchführung der allgemeinen Maßnahmen gegen die Stechmücken empfiehlt sich eine besondere Organisation durch Einrichtung eigener Mückenkolonnen, die entsprechend angelernt unter sachverständiger Leitung die Arbeiten regelmäßig auszuführen haben. Dabei zeigt sich, daß eigentlich nur die Anfangskosten gewöhnlich erhebliche sind, während später die regulären Ausgaben sich in recht bescheidenen Grenzen halten. Es ist unbedingt erforderlich, daß sowohl in den Tropen wie bei uns, wo es nötig ist, die Mückenbekämpfung gesetzlich angeordnet und zu ihren Kosten jeder Anwohner herangezogen wird.

In den Tropen hat sich außerdem eine Trennung der Siedlungen der Eingeborenen, die ja als chronische Malariaträger meist die Quelle der Infektion bilden, von den Europäerniederlassungen bewährt.

Lehr- und Handbücher.

Hartmann und Claus Schilling, Die pathogenen Protozoen.
Julius Springer, Berlin 1917.
Kolle-Wassermann, Handbuch der pathogenen Mikroorganis-
men. II. Aufl., Bd. VII. Ruge, Malariaparasiten. G. Fischer,
Jena 1913.
Mense, Handbuch der Tropenkrankheiten. II. Aufl. Bd. V. Zie-
mann, Die Malaria. J. A. Barth, Leipzig 1917.
Mense, Handbuch der Tropenkrankheiten. II. Aufl. Bd. II.
V. Schilling-Torgau, Angewandte Blutlehre für die Tropen-
krankheiten. J. A. Barth, Leipzig 1914.
Neumann u. Martin Mayer, Atlas und Lehrbuch wichtiger
tierischer Parasiten und ihrer Überträger. J. F. Lehmann,
München 1914.

Zeitschriften.

Archiv für Schiffs- u. Tropenhygiene. J. A. Barth, Leipzig.
Bulletin de la Soc. de Pathologie exotique. Masson
& Cie., Paris.
Bulletin de l'Institut Pasteur. Masson & Cie., Paris.
Tropical diseases bulletin. Tropic. diseases bureau, London.

Tafelerklärung.

Alle Bilder sind, soweit nichts anderes angegeben, nach Giemsapräparaten angefertigt. Objektiv. Apochr. 2 mm, Komp. Okular. 4. Vergr. 920×; künstliche Beleuchtung.

Tafel I.

Für Malaria wichtige Blutbestandteile.

Abb. 1. Polynukleärer Leukozyt, sog. stabkerniger (jüngere Form).
.. 2. Polynukleärer Leukozyt, segmentkerniger.
.. 3. Eosinophiler Leukozyt.
.. 4. Zerplatzter eosinophiler Leukozyt.
.. 5. Kleiner Lymphozyt.
.. 6. Großer Lymphozyt.
.. 7. Großer Mononukleärer.
.. 8. Zerquetschter Leukozytenkern (Kernschatten).
.. 9. Kernhaltiger Erythrozyt (Normoblast).
.. 10. Erythrozyt mit Kernkugeln.
.. 11. Oben normaler, unten polychromatischer Erythrozyt.
.. 12. Polychromatischer Erythrozyt mit basophiler Körnung.
.. 13. Erythrozyt mit basophiler Körnung.
.. 14. Erythrozyt mit Netzstruktur.
.. 15. Erythrozyt mit aufgelagertem Blutplättchen.
.. 16. Blutplättchen in verschiedener Gestalt.
.. 17 u. 18. Reste von vergrößerten Blutkörpern mit Schüffnertüpfelung bei Malaria tertiana; bei 17 unten noch zerstörter Malariaparasit.
., 19 u. 20. Riesenformen u. Halbmondformen (Trypanosomenschatten); bei 20 Schüffnertüpfelung im Randteil und der Vakuole (wahrscheinlich ursprünglich parasitierter Blutkörper).
.. 21—24. Pessar- und Schleifenformen und deren Entstehung (21).

Tafel II.

Die Malariaparasiten in Ausstrichpräparaten.

Abb. 1—24. Plasmodium vivax (Malaria tertiana).

Abb. 1—5. Junge Schizonten = Agamonten (Ringe und Schleifen); zum Teil mit vorzeitiger Chromatinteilung.
., 6 u. 7. Amöboide (halberwachsene) Schizonten mit Schüffnertüpfelung des befallenen Blutkörpers.
, 8. Beginnende Teilung; Schüffnertüpfelung. (Der Parasit hat sich bereits abgerundet und zeigt keine Vakuole mehr.)

Abb. 9 u. 10. Teilungsformen.

„ 11 u. 12. Teilungsformen mit Ausbildung und Zurückbleiben einer „Riesenform" des Blutkörpers beim Zerfall.

„ 13. Freie Sprößlinge (= Merozoiten, die Agamonten [Schizonten] oder Gamonten sein können).

„ 14—17. Weibliche Gamonten (Gametozyten): Abb. 14 junges ♀; Abb. 15 älteres ♀ mit randständigem Kern; Abb. 16 älteres ♀ mit innenliegendem Kern; Abb. 17 erwachsener ♀ Gamet. (Schüffnertüpfelung der Blutkörper.)

„ 18—21. Männliche Gamonten (Gametozyten): Abb. 18 junges ♂; Abb. 19 älteres ♂; Abb. 20 u. 21 reife, sehr chromatinreiche, daher im ganzen sich rot färbende männliche Gamonten.

„ 22—24. Schaudinnsche Rückbildungsformen weiblicher Gameten. Bei allen 3 sieht man an einer Seite ♀ Gameten-Struktur, auf der anderen Teilungsform. Sie entstammen dem peripheren Blut von 3 Fällen am ersten Tag des Rezidivs.

Abb. 25—50. Plasmodium immaculatum (Malaria tropica).

Abb. 25. Ganz junge Schizonten.

„ 26. Stabförmiger, randständiger Parasit.

„ 27. Ring mit Nebenkorn.

„ 28—30. Frühzeitige Zweiteilung des Kerns.

„ 31. Randständige, zum Teil überstehende Ringe.

„ 32. Verzerrter Parasit.

„ 33. Maurersche Perniciosafleckung. (Die violettrote Ringbildung — nicht aber die Fleckung im Innern — findet sich in solchen Fällen auch öfters bei nichtparasitierten Blutkörpern.)

„ 34. Beginnende Teilung aus dem peripheren Blut bei Malaria comatosa.

„ 35—37. Teilungsformen aus dem peripheren Blut bei Malaria comatosa.

„ 38. Gehirnkapillare vollgepfropft mit Teilungsformen. Frisches Quetschpräparat von im Malariakoma Verstorbenem.

„ 39. Dasselbe, ausgestrichen bei Giemsafärbung. Die schmutzigviolettroten Teilungsformen mit zentralem Pigmenthaufen sind gut kenntlich. Die hellvioletten Gebilde sind Endothelzellkerne.

„ 40—41. Junge Gamonten aus dem peripheren Blut bei Malaria comatosa.

„ 42—43. Männliche Gamonten (Halbmonde) mit Resten des Blutkörpers.

„ 44—45. Weibliche Gamonten (Halbmonde) mit Resten des Blutkörpers.

„ 46. Weiblicher Halbmond mit „Halbmondkapsel".

„ 47—48. Abgerundete reife Gamonten (früher Sphären genannt) mit Kapsel (wahrscheinlich reife ♂ Gamonten).

„ 49. Geißelnder männlicher Gamont aus dickem Tropfenpräparat (noch 2 Geißeln anhaftend).

„ 50. Abgerundete ♂ Gamonten aus dickem Tropfen (vielleicht das obere schon Restkörper nach vollendeter Geißelbildung).

Abb. 51—67. Plasmodium Malariae (Malaria quartana).

Abb. 51—53. Junge Parasiten in Ringform; bei 52 Nebenkorn.
.. 54. Schmales Band.
., 55—58. Breitere, zum Teil unregelmäßige Bänder.
.. 59. Breites Band mit 2 Kernen.
.. 60—61. Beginnende Teilung.
.. 62—64. Teilungsformen.
., 65. Freie Merozoiten mit Pigmentrestkörper.
.. 66. Weiblicher erwachsener Gamont.
.. 67. Männlicher erwachsener Gamont.

Abb. 68—72. Mansonfärbung.

Abb. 68. Malaria tertiana; halberwachsener Parasit.
., 69. „　　 .. Teilungsform.
.. 70. „　　 „ weiblicher Gamont.
,. 71. „ tropica; Ring.
., 72. „　 „ Halbmond.

Tafel III.

Malariaparasiten im „Dicken-Tropfenpräparat".

Abb. 1. Malaria tertiana. Die Struktur der parasitierten roten Blutkörperchen, zum Teil mit Schüffnertüpfelung, ist erhalten. Zwischen den bezeichneten Parasiten verschiedene weiße Blutkörper, Blutplättchen.

„ 2. Malaria tropica. Zwischen den Parasiten weiße Blutkörper, Blutplättchen und Niederschläge.

Sachregister.

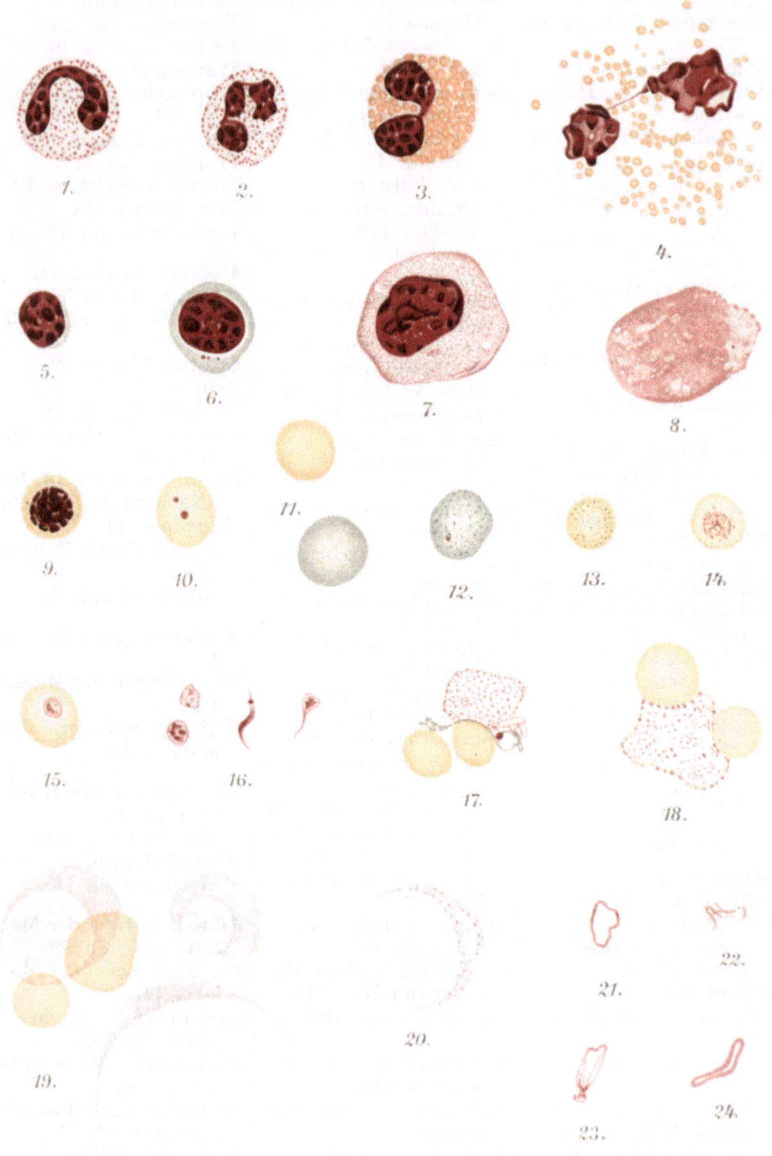

H. Sikora pinx.   Lith. Anst. v. E. A. Funke, Leipzig.

Verlag von Julius Springer in Berlin.

Malaria tertiana (Plasmod

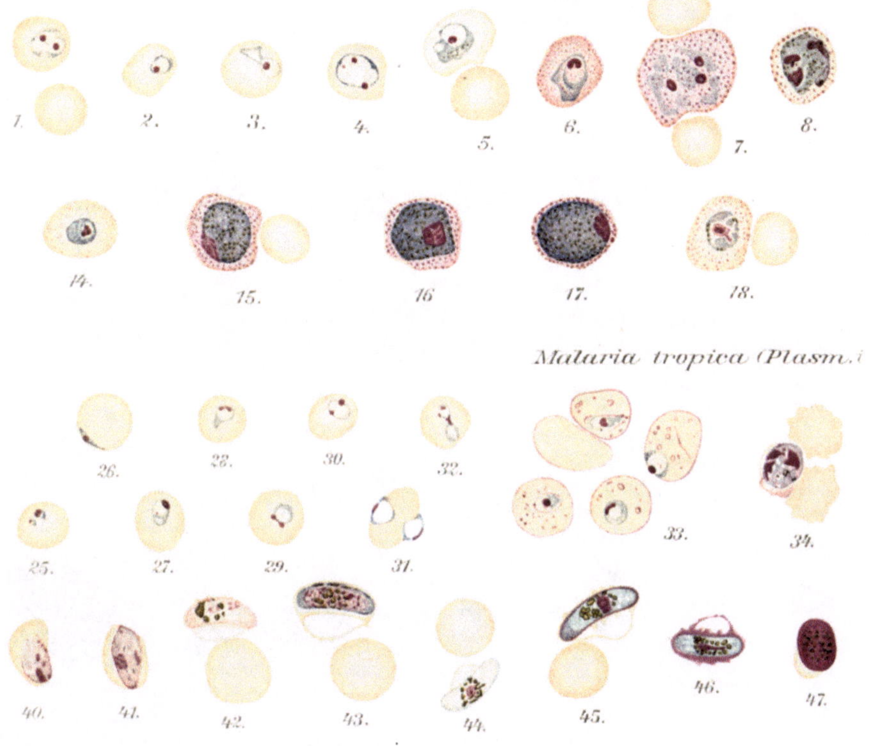

Malaria tropica (Plasm.

Malaria quartana (Plasmod

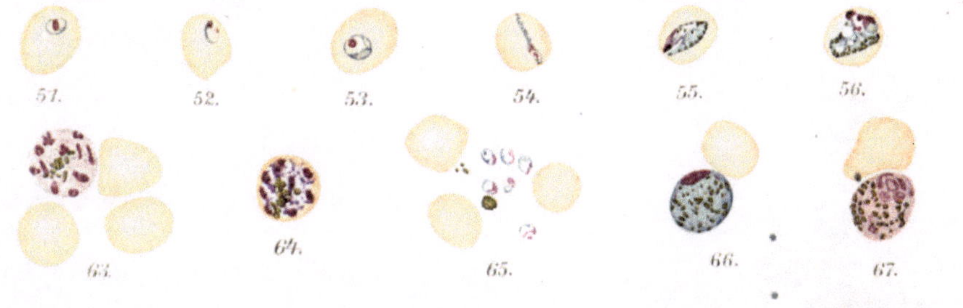

Verlag von Juliu

...um vivax) 1–24.

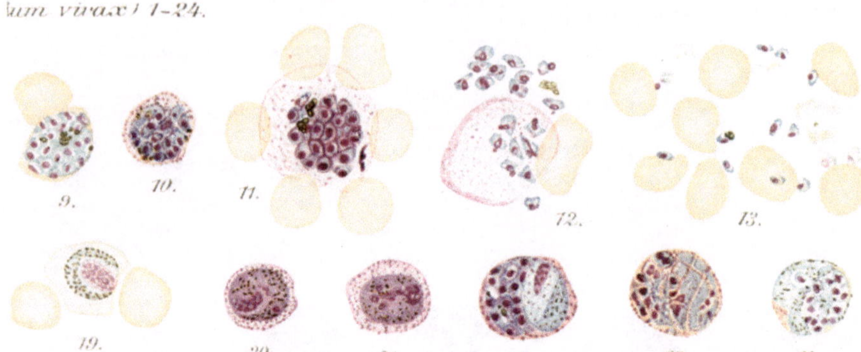

9. 10. 11. 12. 13.

19. 20. 21. 22. 23. 24.

...nmaculatum) 25–50.

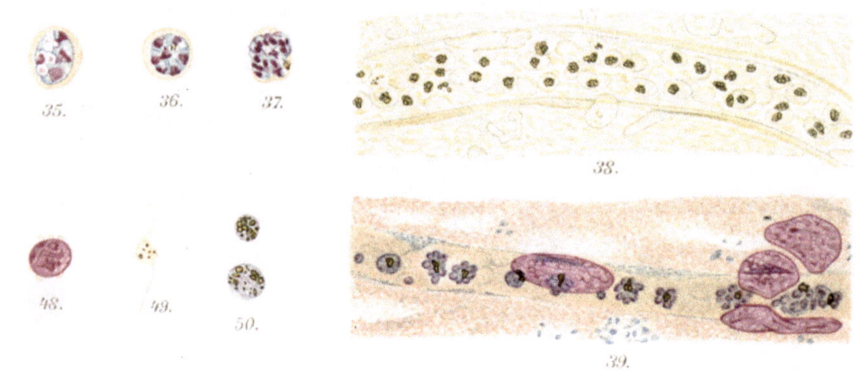

35. 36. 37.

38.

48. 49. 50.

39.

...um malariae) 51–67.

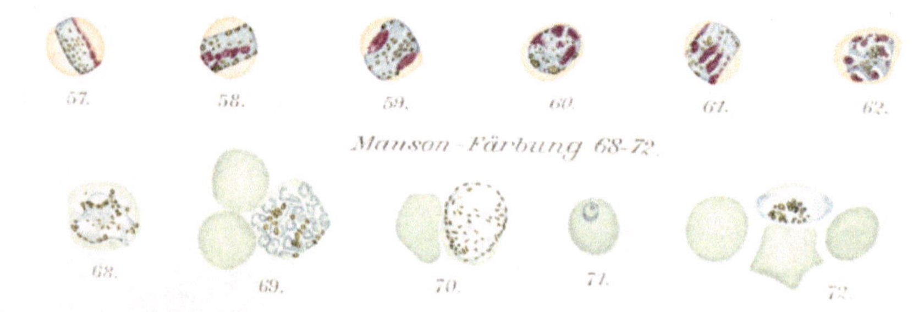

57. 58. 59. 60. 61. 62.

Manson-Färbung 68–72.

68. 69. 70. 71. 72.

Springer in Berlin.

Lith.Anst.v.E.A.Funke,Leipzig

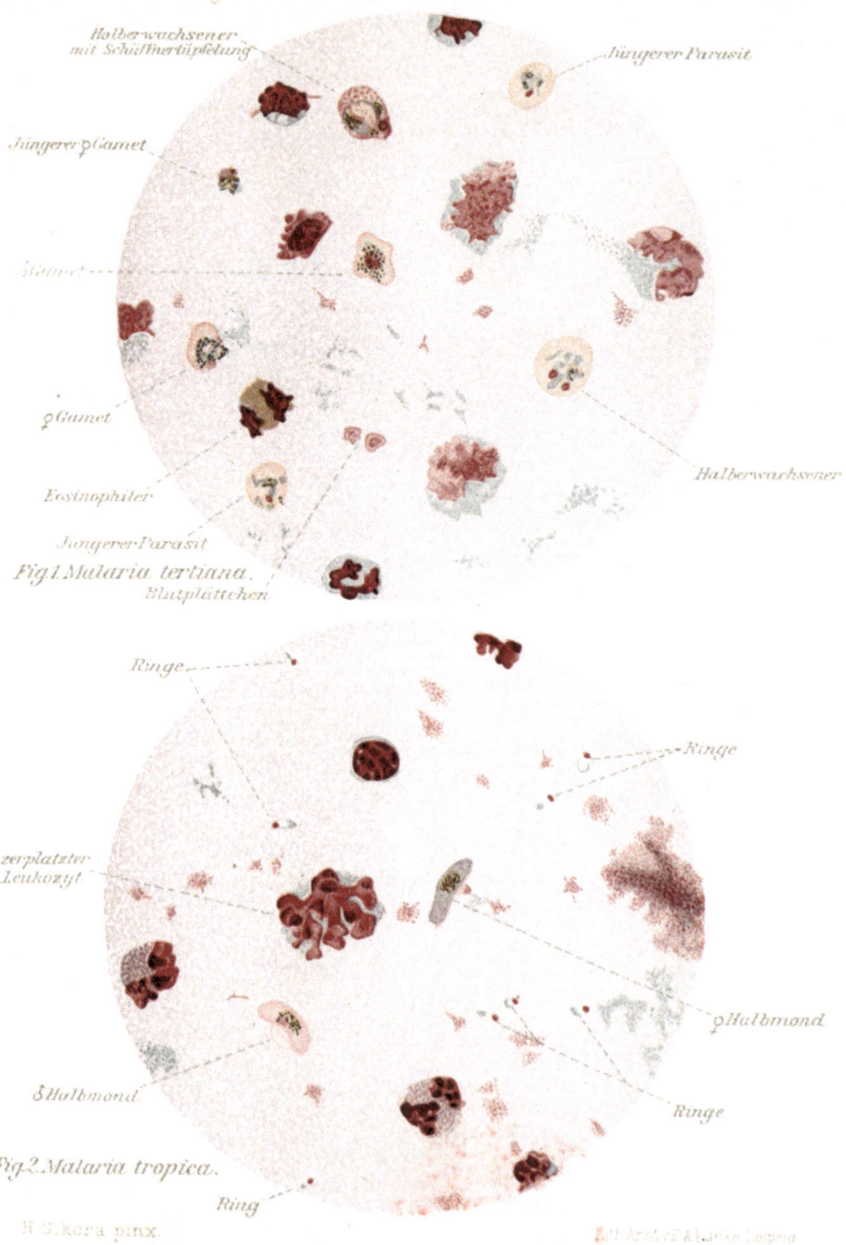

Verlag von Julius Springer in Berlin.

Lehrbuch der Infektionskrankheiten. Für Ärzte und Studierende. Von Professor Dr. **G. Jochmann**, Privatdozent an der Universität Berlin, dirig. Arzt der Infektions-Abteilung des Rudolf Virchow-Krankenhauses, Mitglied des Königl. Institutes für Infektionskrankheiten „Robert Koch". Zweite Auflage. In Vorbereitung.

Leitfaden für die ärztliche Untersuchung. Herausgegeben vom Generaloberarzt Dr. **Leu,** stellvertretendem Korpsarzte III. A.-K. unter Mitwirkung des Reservelazarett-Direktors Oberstabsarzt Prof. Dr. **Thiem †** und des Stabsarztes d. R. Dr. **Engelmann,** nebst einem Geleitworte des Geh. Hofrats Prof. Dr. **Friedrich v. Müller.** Mit 47 Textabbildungen und zahlreichen Mustern für Formulare, Zeugnisse und Gutachten. 1918. Preis gebunden M. 18.—

Repetitorium der Hygiene und Bakteriologie in Frage und Antwort. Von Professor Dr. **W. Schürmann,** Privatdozent an der Universität Halle a. d. S. 1918. Preis M. 4.80

***Technik der klinischen Blutuntersuchung** für Studierende und Ärzte. Von Dr. **A. Pappenheim,** Berlin. 1911. Preis M. 2.—; gebunden M. 2.60

***Grundzüge der pathologisch-histologischen Technik.** Von Dr. **Arthur Mülberger.** Mit 3 in den Text gedruckten Abbildungen. 1912. Preis M. 2.—; gebunden M. 2.60

***Taschenbuch der speziellen bakterio-serologischen Diagnostik.** Von Dr. **Georg Kühnemann,** Oberstabsarzt a. D., prakt. Arzt in Berlin-Zehlendorf. 1912. Preis gebunden M. 2.80

Taschenbuch der praktischen Untersuchungsmethoden der Körperflüssigkeiten bei Nerven- und Geisteskrankheiten. Von Dr. **V. Kafka,** Hamburg-Friedrichsberg. Mit einem Geleitwort von Professor Dr. **W. Weygandt.** Mit 30 Textabbildungen. 1917. Preis gebunden M. 5.60

***Praktische Anleitung zur Syphilisdiagnose auf biologischem Wege.** (Spirochäten-Nachweis, Wassermannsche Reaktion.) Von Dr. **P. Mulzer,** I. Assistenzarzt der Universitätsklinik für Haut- und Geschlechtskrankheiten zu Straßburg i. E. Zweite Auflage. Mit 20 Textabbildungen und 4 Tafeln. 1912. Preis gebunden M. 4.80

Ärztliche Behelfstechnik. Bearbeitet von **Th. Fürst**-München, **R. Hesse**-Graz, **H. Hübner**-Elberfeld, **O. Mayer**-Wien, **B. Mayrhofer**-Innsbruck, **K. Potpeschnigg**-Graz, **G. von Saar**-Innsbruck, **H. Spitzy**-Wien, **M. Stolz**-Graz, **R. von den Velden**-Düsseldorf. Herausgegeben von Professor Dr. **G. Freiherr von Saar** in Innsbruck. Mit 402 Textabbildungen. 1918. Preis M. 24.—; gebunden M. 26.80 Feldpost-Ausgabe in 3 Teilen. Preis M. 26.—

---

* Hierzu Teuerungszuschlag.

*** Die pathogenen Protozoen und die durch sie ver-
ursachten Krankheiten.** Zugleich eine Einführung in die
Allgemeine Protozoenkunde. Ein Lehrbuch für Mediziner und Zoo-
logen von Prof. Dr. **Max Hartmann,** Mitglied des Kaiser-Wilhelm-
Instituts für Biologie, Berlin-Dahlem, und Prof. Dr. **Claus Schilling,**
Mitglied des Kgl. Instituts für Infektionskrankheiten „Robert Koch",
Berlin. Mit 337 Textabbildungen. 1917.

Preis M. 22.—; gebunden M. 24.—

*** Bericht über die Tätigkeit der zur Erforschung
der Schlafkrankheit im Jahre 1906/07 nach Ostafrika entsandten Kommission.** Erstattet von Dr. **R. Koch,**
Kais. Wirkl. Geheimer Rat, Dr. **M. Beck,** Professor, Regierungsrat im
Kaiserl. Gesundheitsamt, und Dr. **F. Kleine,** Professor und Stabsarzt,
kommandiert zum Kgl. Institut für Infektionskrankheiten. Mit 5 Tafeln
und zahlreichen in den Text gedruckten Abbildungen. 1909.

Preis M. 16.40

*** Beiträge zur Pathologie und Therapie der Syphilis.**
Unter Mitwirkung von Dr. G. Bärmann-Petoemboekau (Sumatra),
Dr. C. Bruck-Breslau, Dr. Dohi-Tokio, Dr. Kobayashi-Sasheho
(Japan), Erich Kuznitzky-Breslau, Dr. R. Pürckhauer-Dresden,
Dr. L. Halberstädter-Berlin, Dr. S. von Prowazek-Hamburg,
Dr. Schereschewsky-Göttingen und Dr. C. Siebert-Charlotten-
burg. Herausgegeben von Dr. **Albert Neisser,** ordentlicher Professor
an der Universität Breslau, Geheimer Medizinalrat. 1911.

Preis M. 22.—; gebunden M. 24.—

*** Beiträge zur Kenntnis der Tsetsefliege** (Glossina fusca
und Glossina tachinoides). Von Dr. **Franz Stuhlmann,** Geh. Regierungsrat. Mit 4 Tafeln und 28 Textabbildungen. 1907. Preis M. 10.—

*** Ergebnisse der Hygiene, Bakteriologie, Immunitätsforschung und experimentellen Therapie.** (Fortsetzung
des Jahresberichts über die Ergebnisse der Immunitätsforschung.) Unter
Mitwirkung hervorragender Fachleute herausgegeben von Prof. Dr.
W. Weichardt, Erlangen. Zweiter Band. Mit 77 Textabbildungen.
1917.

Preis M. 38.—

Inhaltsverzeichnis.

Hesse, Stabsarzt Dr. E., Die Hygiene im Stellungskriege. — Fürst, Stabsarzt Dr. Th.,
Die Trinkwasserversorgung und Beseitigung der Abfallstoffe im Felde. — Fürst, Stabs-
arzt Dr. Th., Improvisation der Desinfektion im Felde. — Seiffert, Dr. G., Hygiene
der Kriegsgefangenen in Deutschland. — Gotschlich, Prof. Dr. E., Über den jetzigen
Stand der Lehre vom Fleckfieber (Flecktyphus). — Gennerich, Marine-Oberstabsarzt
Dr. Wilhelm, Der heutige Stand der Bekämpfung der Geschlechtskrankheiten im Kriege.
— Pribram, Dr. E., und Halle, Dr. W., Neuere Ergebnisse der Dysenterieforschung. —
Fraenkel, Prof. Dr. Eugen, Anaerobe Wundinfektionen. — Schallmayer, Dr. W.,
Einführung in die Rassehygiene. — Tandler, Prof. Dr. Jul., Krieg und Bevölkerung.
— Rott, Oberarzt Dr. F., Geburtenhäufigkeit, Säuglingssterblichkeit und Säuglingsschutz
in den ersten beiden Kriegsjahren. — Much, Prof. Dr. H., Tuberkulose. — Reuter,
Bez.-Tierarzt Dr. M., Tierseuchen und sporadische Tierkrankheiten im Kriege. — Namen-
register — Sachregister — Generalregister.

* Hierzu Teuerungszuschlag.